Schlank und fit mit Aldi

W0071294

Das Buch

Gesund leben, schlank werden und dabei noch den Geldbeutel schonen – das alles können Sie jetzt erreichen: mit der Aldi-Diät. Wolfgang Elsner bietet dazu in diesem Buch verschiedene Möglichkeiten: die Vier-Wochen-Diät, die Aldi-Brot-Blitzdiät und das Wochenendprogramm. Außerdem verrät er Ihnen einige Ernährungstricks, mit denen Sie Ihre Diät ganz ohne Aufwand unterstützen können. Wenn Sie jetzt noch mit den Körperübungen beginnen, die der Autor speziell für Sportgegner entwickelt hat, dann werden Ihre Pfunde nur so purzeln.

Der Autor

Wolfgang Elsner ist freischaffender Journalist in Hamburg. Er arbeitet vor allem in den Bereichen Ernährung und Gesundheit.

Wolfgang Elsner

● ●

Schlank und fit mit Aldi

Die gesunde und preiswerte Vier-Wochen-Diät

Econ Taschenbuch Verlag

Econ Taschenbuch Verlag 2000
Der Econ Taschenbuch Verlag ist ein Unternehmen der
Econ Ullstein List Verlag GmbH & Co. KG, München
Originalausgabe
© 2000 by Econ Ullstein
List Verlag GmbH & Co. KG, München
Lektorat: Peter Linden, Welden
Umschlagkonzept: Büro Meyer & Schmidt, München – Jorge Schmidt
Titelkonzept und Umschlaggestaltung: Petra Soeltzer, Düsseldorf
Titelabbildung: Tony Stone
Die Ratschläge in diesem Buch sind von Autor und Verlag sorgfältig erwogen
und geprüft; dennoch kann eine Garantie nicht übernommen werden. Eine
Haftung des Autors bzw. des Verlages und seiner Beauftragten für Personen-,
Sach- und Vermögensschäden ist ausgeschlossen.
Satz: Dörlemann Satz, Lemförde
Druck und Bindearbeiten: Ebner Ulm
Printed in Germany
ISBN 3-612-20657-5

Inhalt

●●●●●●●●●●●●●●●●●●●●●●●●

Aldi ist spitze!

● ●

Aldi – wer kennt nicht die Supermarktkette, in der Lebensmittel so viel billiger als anderswo angeboten werden? Früher als »Armeleuteladen« verachtet, hat sich Aldi zu einem Unternehmen gemausert, in dessen Filialen auch Wohlhabende einkaufen. Denn Aldi führt seit langem nicht nur No-name-Artikel unbekannter Herkunft – es gibt dort auch Markenware zu sehr günstigen Preisen. Obendrein sind die speziell für Aldi hergestellten Produkte nicht minderwertig, wie Untersuchungen der *Stiftung Warentest* beweisen.

Klar also, daß die Zahl der Aldi-Fans gigantisch ist. Jemand, der bei Aldi eine fettreduzierte Margarine namens »Lätta« sucht, wird bei eingefleischten Aldi-Nativen nur müde belächelt. Weil es nämlich bei Aldi nur »Looping« gibt. Trotzdem kann es sein, daß sich hinter »Looping« eine »Lätta« verbirgt. Denn Aldi hat viele Artikel, die auch in den Supermärkten angeboten werden. Dort aber eben unter einem bekannteren Namen und viel teurer.

Bei Aldi geht es schlicht zu: Es gibt zwei oder drei Gänge, und alle Filialen sind gleich eingerichtet, so daß der Kunde blind zugreifen kann. Muß er einen Karton aufreißen – kein Problem, denn Aldianer werden gerne handgreiflich. Sie wühlen sich durch das Sortiment (besonders am »Aldi-Tag«, Mittwoch, wenn es Sonderangebote gibt) und stellen sich geduldig in den Schlangen vor den Kassen an. Aber dank der Fingerfertigkeit der Kassiererinnen muß niemand lange warten. Einige dieser Frauen sind sogar flinker als ihre Supermarktkolleginnen an den Scannerkassen.

Wer aber ist der »Herr Aldi«? »Der« ist falsch, es sind »die«, nämlich die beiden Brüder Karl und Theo Albrecht. Nach dem Krieg übernahmen sie in Essen das kleine Lebensmittelgeschäft ihrer Mutter. 1950 eröffneten sie im Ruhrgebiet 13 weitere herkömmliche Läden, und erst 1962 wurde nach amerikanischem Vorbild das erste Discountgeschäft gegründet: Albrecht-Discount, kurz Aldi.

Heute ist die Zahl der Aldi-Läden in ganz Deutschland auf über 3200 angewachsen. Die Albrecht-Brüder haben sie in zwei Gruppen aufgeteilt: Aldi-Nord von Theo Albrecht (von Flensburg bis etwa zur Mainlinie) bietet rund 700 Erzeugnisse an, Aldi-Süd von Karl Albrecht (vom Main bis zum Bodensee) hat etwa 600 Artikel. Das Grundsortiment ist gleich, doch im erweiterten Angebot gibt es Unterschiede, denn Frischware wie Milch- und Brotprodukte werden von Lieferanten aus der näheren Umgebung bezogen.

Der Discounter bietet inzwischen viele Waren für ein vernünftiges Fitneßprogramm an. Das Sortiment umfaßt nicht nur fettarme Joghurts und Halbfettmargarine, es gibt auch etliche Lebensmittel für leistungssteigernde und wohlschmeckende Mahlzeiten. Beachtlich ist auch das Frischgemüseangebot: Blumenkohl, Champignons, Kohlrabi, Möhren, Paprika, Tomaten. Oder das Obstregal: frische Bananen, Äpfel, Weintrauben, Orangen. Und nicht zu vergessen die Aldi-Vitamine (z.B. Vitamin E, Apfelessig-Vitaminkapseln, Multivitamin-Brausetabletten) und die Ergänzungsmittel (Selen plus A-C-E Kautabletten, Biotin-Mg-Kautabletten mit Biotin und Magnesium oder Knoblauch- sowie Ginseng-Dragees), mit denen die physische und psychische Power erhöht werden kann.

Was spricht also dagegen, daß Sie sich bei Aldi mit diesen Produkten eindecken? Das Programm »Schlank und fit mit Aldi« funktioniert wirklich. Sie müssen nur einen Dreipunktefahrplan einhalten. Das garantiert Ihnen dauerhafte Fitneß, wie sie heute in Beruf und Partnerschaft gefordert wird. Punkt 1: richtige Ernährung, Punkt 2: ausreichende und richtige Bewegung, Punkt 3: eine Aldi-Fitneß-Kur, die dieses Buch in mehreren Variationen anbietet: als Vier-Wochen-Kur, als Wochenprogramm und als Wochenend-Fitneß-Steigerung.

Lernen Sie, vernünftig zu essen!

•••••••••••••••••••••••

Die Zutaten für eine ausgewogene Ernährung können Sie in jeder Aldi-Filiale kaufen. Aber vernünftiges Essen beginnt mit einer vernünftigen Auswahl:

1. Meiden Sie Fett! Es enthält doppelt so viele Kalorien wie Kohlehydrate oder Proteine. Fettreich sind zum Beispiel Schweine- oder Lammfleisch, Nüsse, Sardinen oder Aal. Fettarm dagegen sind Rind- und Hühnerfleisch (ohne Haut), Salat und Champignons, Frischfisch, z.B. Seelachs, Forelle, sowie alle Obstsorten. Außerdem sollten Sie auf Fertiggerichte verzichten, denen Fett zugesetzt ist. Schauen Sie auf die Liste der Inhaltsstoffe.

2. Essen Sie viel Gemüse. Es enthält reichlich natürliche Vitamine und Faserstoffe, aber wenig Kalorien. Und es schmeckt. Ein Beispiel: Kaufen Sie bei Aldi einen Kopfsalat, Tomaten, frische Champignons, eine Gurke sowie fettarmen Joghurt und eine Zitrone. Aus dem Gemüse bereiten Sie einen Salat und gießen den mit Zitronensaft gewürzten Joghurt darüber.

3. Verzichten Sie auf Zucker. Raffinierter Zucker besteht nur aus Kalorien. Das Süßen von Speisen ist – wie das Salzen – reine Gewohnheit. Es ist möglich, sich teelöffelweise von dieser Sucht zu befreien.

4. Achten Sie auf Ihre Eßgewohnheiten. Dazu sollten Sie ein Tagebuch führen, in dem Sie genau vermerken, was Sie wann gegessen haben, wie lange die Mahlzeiten gedauert haben, in

welcher Stimmung Sie waren. Je ausführlicher Ihre Notizen sind, desto bessere Anhaltspunkte haben Sie. Mit kleinen, aber entscheidenden Änderungen der Kauf- und Eßgewohnheiten können Sie viel erreichen. Einige Beispiele:

- *Trinken Sie mehr Wasser.* Ein bis zwei Gläser Wasser vor dem Essen beruhigen den Magen und zügeln den Appetit. Zudem fördert Wasser die Nierentätigkeit und die Verdauung.
- *Nehmen Sie sich Zeit zum Essen.* Kauen Sie langsam, lassen Sie sich jeden Bissen schmecken. Nach Beginn der Mahlzeit kann es 20 Minuten dauern, bis der Magen dem Gehirn das Gefühl allmählicher Sättigung signalisiert. Es tritt auch ein, wenn Sie ein schweres Gericht durch leichte Kost ersetzen und mit Bedacht essen.
- *Wenn Sie keine Zeit für eine gemütliche Mahlzeit haben, lassen Sie sie aus!* Hungern werden Sie deshalb nicht, sondern im Gegenteil vielleicht sogar feststellen, daß Sie ein anspruchsloses Gericht später völlig satt macht. Achten Sie nur darauf, dass Sie stets viel Flüssigkeit zu sich nehmen.
- *Bevorzugen Sie ballaststoffreiche (Roh-)Kost.* Ballaststoffe, etwa in Vollkornbrot, Gemüse und Obst, wirken magenfüllend und enthalten wenig Kalorien. Außerdem sorgt das verstärkte Kauen für ein zeitiges Sättigungsgefühl.
- *Machen Sie eine Aldi-Einkaufsliste.* Wenn darauf nichts von Gebäck steht, kaufen Sie auch keins!
- *Machen Sie Ihren Kühlschrank uninteressant!* Füllen Sie kalorienreiche Nahrungsmittel in undurchsichtige Plastikbehälter – nach dem Motto was ich nicht weiß (sehe), macht mich nicht heiß. Wenn das nicht wirkt, stellen Sie das Licht im Kühlschrank ab.
- *Essen Sie immer am gleichen Platz, bereiten Sie jedes Essen liebevoll zu.* Kleine Zwischenmahlzeiten kommen Ihnen dann wie Hauptgerichte vor, und Sie registrieren auch die

Kalorien eher, wenn Sie sich an den Tisch setzen. Legen Sie selbst den kleinsten Bissen auf einen Teller. Es ist Selbstbetrug, daß ein »lächerlicher« Happen aus der Dose nicht zählt.

- *Benutzen Sie kleine Teller!* Die spärlichste Portion wirkt größer, wenn man sie auf einem Salatteller serviert; der optische Eindruck vermittelt nämlich das Gefühl ausreichender Menge. Ein bißchen Grünzeug – Petersilie, ein Salatblatt, ein Löffel Gemüse – läßt den Teller voller erscheinen.
- *Machen Sie sich auf Rückfälle gefaßt!* Tröstlich, aber wahr: Gelegentliche Ausrutscher verstärken neu eingeübte Verhaltensweisen, statt sie abzubauen. Wenn Ihnen Ihre Mogelei bewußt ist, wissen Sie richtiges Essen von falschem zu unterscheiden.

Wie Sie dabei richtig schön abnehmen

»Um dein Leben zu verlängern, verringere deine Mahlzeiten«, riet der füllige amerikanische Staatsmann und Naturwissenschaftler Benjamin Franklin (1706–1790). Die wenigsten Ärzte weisen darauf hin, daß schon eine leichte Diät das Körpergewicht reduziert.

Um regelmäßig und dauerhaft abzunehmen, essen und trinken Sie etwas weniger: jeden Tag ein Stückchen Butter weniger, und Sie verlieren 5 Pfund im Jahr; täglich ein kleines Bier weniger, und Sie wiegen nach einem Jahr fast 16 Pfund weniger; am Morgen eine Scheibe Toast weniger, und Sie verringern Ihr Gewicht um 5 Pfund im Jahr. Vielleicht fällt es Ihnen leichter, wenn Sie in der ersten Woche nur ein Opfer bringen, in der folgenden Woche zwei und so weiter. Fangen Sie mit den Nahrungsmitteln an, auf die Sie am ehesten verzichten können. Zählen Sie aber keine Kalorien! Das Zählen verstärkt das Gefühl des Verzichtenmüssens, den Zwang, »Diät zu leben«. Ein erfolgreiches Fitneßprogramm ist jedoch genau das Gegenteil: Es wirkt langfristig, zwanglos und belastet nicht.

Wiegen Sie sich höchstens einmal in der Woche. Die meisten Schlankheitskuren haben kaum eine Chance, weil sie zu früh abgebrochen werden. Das liegt hauptsächlich daran, daß sie anfangs noch keinen meßbaren Erfolg zeigen. Vielleicht wird die Körperflüssigkeit nicht sofort ausgeschieden, und in der ersten Woche ist kein Gewichtsverlust festzustellen. Fettgewebe wird trotzdem verbrannt, aber das läßt sich auf der Waage nicht auf Anhieb ablesen. Lassen Sie sich also am Anfang von der Waage nicht entmutigen.

Essen Sie zwischendurch eine Kleinigkeit. Das ist vielleicht der radikalste Rat, aber unter Umständen der wirksamste. Allein die Tatsache, vor den Hauptmahlzeiten etwas zu essen, verringert das Hungergefühl während des Essens. Wichtig ist, daß diese Zwischengerichte viel Flüssigkeit und Ballaststoffe enthalten. Besonders gut eignen sich die Aldi-Fruchtsäfte, Müsliriegel, frisches Obst und rohes Gemüse.

Und vor allem: Fangen Sie am besten gleich heute mit der Aldi-Diät an. Denn morgen sind Sie schon wieder einen Tag älter!

Die Aldi-Vier-Wochen-Diät

• •

Vielleicht haben Sie ja nur fünf Pfund Übergewicht. Die lassen Ihren Rock- oder Hosenbund kneifen und bilden an Bauch oder Oberschenkeln leichte Wülste. Niemand hält Sie für zu dick, aber Sie fühlen sich nun mal so – vielleicht, weil Sie beim Anblick eines Kuchens einfach nicht nein sagen können. Ein gutes Essen gehört schließlich zu den schönsten Genüssen des Lebens.

Doch leider reagiert der Körper darauf sehr schnell. Die meisten Menschen haben mit etwa 25 Jahren bereits überflüssiges Fett angesetzt. Und wenn sie dann im Jahr nur ein Pfund zunehmen, wiegen sie mit 50 Jahren 25 Pfund zuviel.

Warum ist es so schwer, Übergewicht wieder – und zwar endgültig – loszuwerden? Schuld daran haben vor allem die zahllosen Abmagerungskuren, die schnellen Erfolg versprechen.

Tatsächlich werden so viele Schlankheitsmittel verkauft, weil sie langfristig bei der überwiegenden Mehrheit der Käufer nicht wirken. Damit erzeugt jede neue Diät bereits die Nachfrage nach der nächsten. Wohl halten Millionen Menschen, die eine Kur ausprobieren, ein paar Wochen oder sogar einige Monate durch und nehmen auch eine ganze Menge ab. Doch früher oder später verlieren sie die Lust an den ungewohnten Ernährungsrezepten und kehren zu ihren alten Eßgewohnheiten – und damit zu ihrem alten Gewicht – zurück.

Wer jedoch Schlanksein zu einer Lebenseinstellung macht,

wem vernünftiges Essen und sinnvolle Bewegung zur zweiten Natur werden, für den bedeutet Abnehmen keinen kurzfristigen Gewichtsverlust und auch keine besondere Anstrengung.

Wann aber ist man zu dick? Die einfachste Formel lautet: Körpergröße in Zentimetern minus 100. Wenn Sie 10 Prozent mehr oder weniger wiegen, ist das in Ordnung, sollten Sie aber 15 bis 20 Prozent mehr auf die Waage bringen, wird es brenzlig.

Noch genauer können Sie Ihre Proportionen mit der Taille-zu-Hüfte-Relation (englisch: »Waist to Hip Ratio«, abgekürzt WHR) überprüfen. Dabei werden der Taillen- und Hüftumfang im Stehen gemessen und ins Verhältnis gesetzt.

Ein Beispiel: Ihr Taillenumfang beträgt 75 Zentimeter, Ihr Hüftumfang 100 Zentimeter. Teilen Sie 75 durch 100, dann haben Sie Ihre WHR – in diesem Fall 0,75. Liegt Ihr WHR über 0,85 (für Frauen) bzw. 0,95 (für Männer), sollten Sie abnehmen!

Beginnen Sie so bald wie möglich mit der Aldi-Diät, und halten Sie sich so gut es geht an die Rezepte des folgenden Vier-Wochen-Plans. Sie werden nach einiger Zeit bemerken, daß Ihr Rock- oder Hosenbund nicht mehr kneift, auch wenn Ihr Gewicht nicht *rapide* zurückgeht. Alle Rezepte sind für vier Personen berechnet. Übrigens: Auf dem Einkaufszettel für die zweite, dritte und vierte Woche sind einige Zutaten nicht aufgeführt. Sie haben diese in einer der vorangegangenen Wochen gekauft und nur einen Teil davon verbraucht.

Abkürzungen: El = Eßlöffel, Tl = Teelöffel, kcal = Kilokalorie, Msp. = Messerspitze, Pckg. = Packung, Fl. = Flasche.

Die erste Woche

Das ist Ihre Einkaufsliste für die erste Woche

Brot und Mehlprodukte

4 Pckg. Vollkornbrot
1 Pckg. Toastbrot (Goldähren)
1 Pckg. Pumpernickel
1 Pckg. Knäckebrot (Goldähren)
1 Pckg. Zwieback (Goldähren)
1 Pckg. Haferflocken (Remiga, 500 g)
1 Pckg. Cornflakes (750 g)
2 Pckg. Spaghetti (Alino, je 250 g)

Milch, Milchprodukte, Eier

2 l H-Milch (1,5 %)
3 Becher Magerquark (250 g)
5 Becher fettarmer Joghurt (250 g)
4 Becher Diät-Genießer-Joghurt (Top-fit, 250 g)
16 Becher probiotischer Joghurt (BI'AC, 150 g)
1 Pckg. H-Sahne (200 g)
1 Pckg. Kondensmilch
1 Pckg. Camembert (Bergpracht, 125 g)
1 Pckg. Edamer (Hochland, 200 g)
1 Pckg. geriebener Emmentaler (Oberalp, 200 g)
4 Becher Frischkäse (Bayernland oder Norderland, 200 g)
1 Pckg. Gouda im Stück (500 g)
1 Pckg. Harzer Käse (Hüttenberger, 200 g)
3 Pckg. Mozzarella (Valfiorita, 125 g)
1 Pckg. Schmelzkäseecken (Hochland)
3 Pckg. Eier (10er Packung, Gewichtsklasse M)

Fleisch, Wurst und Fisch

2 Pckg. Hähnchenbrustfilets (Gut Weissenhaus,
tiefgekühlt, 750 g)
1 Pckg. Kabeljaufilet (SeaMaster, tiefgefühlt, 1000 g)
4 Pckg. Krabben (100 g)
1 Pckg. Lammsteaks (tiefgekühlt, 400 g)
2 Pckg. Schweinefilets (tiefgekühlt, 400 g)
1 Pckg. Würfelschinken (150 g)
1 Pckg. gekochter Hinterschinken in Scheiben (200 g)

Öle und Fette

1 Pckg. Butter (250 g)
1 Pckg. Butterschmalz (Butaris, 500 g)
1 Pckg. Halbfettmargarine (Looping, 250 g)
1 Pckg. Sonnenblumenmargarine (Bellasan oder
Butella, 500 g)
1 Fl. Olivenöl (Lorena, 750 ml)
1 Fl. Sonnenblumenöl (Bellasan oder Butella, 1000 ml)
1 Pckg. Pflanzenfett zum Braten (Kim, 500 g)

Gewürze

8-Kräutermischung (Champs d'or, gefriergetrocknet)
Basilikum (getrocknet)
1 Fl. Essig (Burgmarke oder delicato)
1 Pckg. Jodsalz
1 Pckg. Knoblauch
1 Pckg. Muskatnuß
1 Pckg. Paprika edelsüß
1 Pckg. Petersilie (Champs d'or, gefriergetrocknet)
1 Pckg. Pfeffer weiß und schwarz
1 Pckg. Schnittlauch (Champs d'or, gefriergetrocknet)

1 Glas Tafelsenf mittelscharf (Heiden)
1 Pckg. Süßstoff (Süssli)
1 Pckg. Tomatenmark (Lorado, 200 g)
1 Zitronensaft (Citrovin, 100 ml)

Gemüse und Obst

13 Äpfel
8 Bananen
1 Blumenkohl (ca. 600 g)
3 Pckg. Champignons (500 g)
2,5 kg Kartoffeln
500 g Möhren
1 Beutel Orangen
1 rote, 3 grüne Paprikaschoten
1 Bund Radieschen
1 Eisbergsalat
2 kg Tomaten
1 kg Zwiebeln

Fertigprodukte

1 Dose Ananas (Golden Pagoda, 850 ml)
1 Dose Brechbohnen (King's Crown, 850 ml)
1 Glas flüssiger Honig (Goldland oder Imker)
1 Glas Diätkonfitüre (Grandessa oder Tamara)
1 Pckg. Instantbrühe (Pulver oder Würfel, Pottkieker)
1 Pckg. Haselnußkerne (200 g)
2 Dosen Mandarinen (Lorado, 314 ml)
1 Pckg. Müsliriegel Traube (Gletscherkrone, 8 Stück)
1 Pckg. Rösti-Ecken (tiefgekühlt)
1 Dose Wiener Würstchen (Excelsior, 10 Stück)

Getränke

Kaffee (Markus)
Tee
1 Fl. Orangensaft (Fruchtoase mit Fruchtfleisch, 750 ml)
Weißwein
Mineralwasser

1. TAG

Frühstück: Radieschenbrot mit Ei (ca. 220 kcal/Portion)

4 Scheiben Vollkornbrot
2 El Butter
4 Eier
1 Bund Radieschen

Die Eier weich kochen. Die Brote mit Butter bestreichen, mit Radieschenscheiben belegen und etwas salzen. Zum Brot das Ei essen. Dazu: Kaffee oder Tee, evtl. mit Kondensmilch (1 Tl pro Person) oder Süßstoff. (Zubereitungszeit: 10 Min.)

Zwischenmahlzeit: Vitamindrink (ca. 100 kcal/Portion)

2 Bananen
100 ml H-Milch

Die Bananen mit der H-Milch pürieren. (Zubereitungszeit: 3 Min.)

Mittagessen: Krabben-Champignons
(ca. 510 kcal/Portion)

12 große Champignons (ca. 250 g)
2 Zwiebeln
150 g Butter
Jodsalz, weißer Pfeffer
150 g Krabben
2–3 El Zitronensaft, 2 Zitronenscheiben
1 Scheibe Toastbrot (ohne Rinde)
4 Eigelb
Petersilie
2 El Weißwein

Die Champignons putzen, Stiele herausnehmen und hacken. Zwiebeln in feine Würfel schneiden. Butter in Pfanne erhitzen und die Champignonköpfe darin 2 bis 3 Minuten braten. Mit Salz und Pfeffer würzen und herausnehmen. Gehackte Champignonstiele und Zwiebeln in der Pfanne goldbraun dünsten. Salzen, pfeffern und abkühlen lassen. Krabben mit 1–2 El Zitronensaft beträufeln. Toastbrot zerbröseln. Krabben, gehackte Champignonstiele, Toast und 2 Eigelb verrühren und in die Champignonköpfe füllen. Jeweils 3 Champignons in eine kleine Gratinform setzen. Für die Hollandaise Butter schmelzen. Petersilie, 2 Eigelb und Weißwein in eine Metallschüssel geben, im heißen Wasserbad schaumig rühren. Von der Butter den Schaum abschöpfen. Die Butter tropfenweise zum Eischaum geben. Hollandaise mit Salz, Pfeffer und 1 El Zitronensaft abschmecken. Petersilie unterrühren. Hollandaise über die gefüllten Champignons verteilen. Unter dem vorgeheizten Grill 2 Minuten überbräunen. Mit Petersilie bestreuen und den Zitronenscheiben garnieren. (Zubereitungszeit: 40 Min.)

Zwischenmahlzeit: Je 1 kleiner Apfel (ca. 50 kcal/Portion)

Abendbrot: Frischkäse ungarisch (ca. 100 kcal/Portion)

300 g Frischkäse
1 rote Paprikaschote
1 Zwiebel
Jodsalz, weißer Pfeffer
Paprika edelsüß
Kümmel
1 Salatblatt
4 Scheiben Pumpernickel

Die Paprikaschote vierteln, entkernen, waschen. Zwiebel schälen, fein hacken, unter den Frischkäse heben und mit Salz, Pfeffer, Paprika, Kümmel würzen. Auf einem Salatblatt anrichten, mit Paprikapulver bestäuben. (Zubereitungszeit: 15 Min.)

2. TAG

Frühstück: Müsli mit Nüssen (ca. 190 kcal/Portion)

100 g Haferflocken
1 El Zucker
3 El Haselnußkerne
2 Becher fettarmer Joghurt
1 El Zitronensaft

Die Haferflocken mit Zucker und gehackten Haselnußkernen mischen. Den Joghurt und den Zitronensaft dazugeben, und alles gut mischen. Eventuell durch Beigabe von fettarmer H-Milch cremiger machen. Dazu: Kaffee oder Tee, evtl. mit

Kondensmilch (1 Tl pro Person) oder Süßstoff. (Zubereitungszeit: 10 Min.)

Zwischenmahlzeit: Handkäs mit Musik
(ca. 180 kcal/Portion)

200 g Harzer Käse
4 Scheiben Knäckebrot
2 kleine Zwiebeln
2 El Essig
2 El Sonnenblumenöl

Den Harzer Käse in kleine Scheiben schneiden und auf
eine Scheibe Knäckebrot legen. Die Zwiebeln fein würfeln,
darüber streuen. Essig und Sonnenblumenöl darauf träufeln.
(Zubereitungszeit: 5 Min.)

Mittagessen: Bauernfrühstück (ca. 520 kcal/Portion)

4 mittelgroße Zwiebeln
1 Ei
120 g Würfelschinken
2 Tl Schnittlauch
40 ml H-Milch
2 Tl Sonnenblumenöl
80 g Bauchspeck
$\frac{1}{2}$ Tl Jodsalz
4 Kartoffeln (je 150 g)

Die Kartoffeln gar kochen, pellen und abkühlen lassen. Den
Speck in Öl auslassen, Zwiebelwürfel dazugeben, und alles
umrühren. Sobald die Zwiebeln glasig sind, die Schinkenwür-
fel dazugeben. Die in Scheiben geschnittenen Kartoffeln hin-

zugeben, und alles 5 Minuten braten. Das Ei aufschlagen und mit Milch, Salz und Pfeffer und Schnittlauch zusammenrühren. Die Ei-Milch in die heißen Kartoffeln rühren und unter Wenden stocken lassen. (Zubereitungszeit: 40 Min.)

Zwischenmahlzeit: Honigbrot (ca. 150 kcal/Portion)

4 Scheiben Vollkornbrot
2 Tl Halbfettmargarine
2 Tl Honig

Die Brote mit Margarine und Honig bestreichen. (Zubereitungszeit: 3 Min.)

Abendbrot: Mozzarella pikante (ca. 330 kcal/Portion)

375 g Mozzarella
8 Tomaten
Jodsalz, weißer Pfeffer
Basilikum
4 El Essig
4 El Olivenöl

Mozzarella und Tomaten in Scheiben schneiden. Salz, Pfeffer und Basilikum darüber streuen, mit Essig und Öl beträufeln und etwas einziehen lassen. (Zubereitungszeit: 10 Min.)

3. TAG

Frühstück: Schlemmerfrühstück (ca. 360 kcal/Portion)

4 Becher probiotischer Joghurt
1 Dose Mandarinenschnitze
4 Scheiben Vollkornbrot
2 El Halbfettmargarine
40 g Diätkonfitüre
4 Eier

Die Eier weich kochen. In der Zwischenzeit die Brote mit Margarine und Konfitüre bestreichen. Dann aus jedem Becher den Joghurt in vier Schalen füllen und mit den Mandarinenschnitzen vermengen. Dazu: Kaffee oder Tee, evtl. mit Kondensmilch (1 Tl pro Person) oder Süßstoff. (Zubereitungszeit: 10 Min.)

Zwischenmahlzeit: Rohe Möhren (ca. 80 kcal/Portion)

8 Möhren (je 150 g)

Die Möhren raspeln und mit einigen Zitronenspritzern vermischen. (Zubereitungszeit: etwa 3 Min.)

Mittagessen: Kabeljau »Duxelles« (ca. 265 kcal/Portion)

800 g Kabeljaufilet
$\frac{1}{2}$ Zitrone
250 g frische Champignons
1 Zwiebel
1 El Petersilie
1 Tl Butter
Jodsalz, weißer Pfeffer
$\frac{1}{4}$ l Weißwein

Die Kabeljaufilets mit dem Saft einer halben Zitrone beträufeln. Zur Herstellung der cremeartigen Masse die Zwiebel schälen und fein hacken. Die Champignons putzen, waschen, kleinhacken. Die Zwiebelwürfel in Butter 1 Minute lang dünsten, die Pilze zugeben, salzen, pfeffern und weiterdünsten, dann die Petersilie zugeben. Die Fischfilets salzen, pfeffern, in eine feuerfeste Form legen und den Weißwein zugeben. Mit der Pilzmasse bestreichen. Im vorgeheizten Backofen (ca. 200 °C) 40 Minuten zugedeckt dünsten. In der feuerfesten Form servieren. Dazu etwas frischer Salat. (Zubereitungszeit: 60 Min.)

Zwischenmahlzeit: Diät-Genießer-Joghurt
(ca. 210 kcal/Portion)

Abendbrot: Paprika-Champignon-Pfanne
(ca. 180 kcal/Portion)

3 grüne Paprikaschoten (je ca. 150 g)
250 g frische Champignons
1 Knoblauchzehe
1 Zwiebel
3 El Sonnenblumenöl
1 El Tomatenmark
$\frac{1}{2}$ Tl Oregano
1 Tl Jodsalz
1 Prise weißer Pfeffer

Die Zwiebel in feine Ringe zerschneiden. Die entkernten Paprikaschoten in Streifen, die gesäuberten Champignons in Scheibchen schneiden. In einer Pfanne das Öl erhitzen und darin die Zwiebelringe 5 Minuten lang anbraten. Die zerdrückte Knoblauchzehe und die Paprikastreifen zugeben und unter ständigem Rühren weitere 10 Minuten anbraten. Die Champignons zugeben und nochmals 10 Minuten schmoren. Tomatenmark beigeben und mit Oregano, Salz und Pfeffer würzen. Auf kleiner Flamme unter Umrühren etwa 5 Minuten köcheln lassen. (Zubereitungszeit: 1 Std.)

4. TAG

Frühstück: Knusper-Flakes (ca. 290 kcal/Portion)

2 El Honig
4 El Haselnußkerne
1 l H-Milch
180 g Cornflakes

Den Honig in einer Pfanne zerlaufen lassen. Die Haselnuß- kerne kleinreiben, in einer Pfanne rösten. Die Milch in 4 tiefe Teller gießen, Cornflakes dazugeben und die gerösteten Nüsse darüber streuen. Dazu: Kaffee oder Tee, evtl. mit Kondensmilch (1 Tl pro Person) oder Süßstoff. (Zubereitungszeit: 5 Min.)

Zwischenmahlzeit: Schinkenbrot (ca. 155 kcal/Portion)

4 Scheiben Vollkornbrot
2 El Halbfettmargarine
4 Scheiben gekochter Hinterschinken

Die Brotscheiben mit Margarine bestreichen, den Schinken darauf legen. (Zubereitungszeit: 3 Min.)

Mittagessen: Spaghetti mit Frischkäse und Tomatengemüse (ca. 480 kcal/Portion)

4 Tomaten (je ca. 80 g)
2 kleine Zwiebeln
3 El Olivenöl
300 g Frischkäse
8-Kräutermischung
Instantbrühe für 250 ml
400 g Spaghetti
4 El Weißwein
1 El Basilikum
50 g geriebener Emmentaler
Jodsalz, weißer Pfeffer

Die Tomaten häuten, entkernen und in Stücke schneiden. Die feingehackten Zwiebeln in dem Olivenöl glasig schwitzen, die Tomaten dazugeben und leicht andünsten, mit Salz und Pfeffer würzen. 4 gehäufte El davon zur Seite stellen und warmhalten. Den Frischkäse mit der 8-Kräutermischung verrühren, die Gemüsebrühe zu den restlichen Tomaten geben und einkochen lassen, bis die Sauce leicht cremig ist. Inzwischen die Spaghetti bißfest kochen. Die Sauce mit Weißwein abschmecken. Das Basilikum mit der Sauce und den Spaghetti mischen. Als Nudelnester auf die Teller setzen, mit den Tomatenstücken und geriebenem Emmentaler servieren. (Zubereitungszeit: 20 Min.)

Zwischenmahlzeit: Marmeladenzwieback
(ca. 80 kcal/Portion)

4 Zwieback
80 g Diätkonfitüre

Zwieback mit Konfitüre bestreichen. (Zubereitungszeit: 2 Min.)

Abendbrot: Käse-Apfel-Schnitte (ca. 350 kcal/Portion)

4 Scheiben Vollkornbrot
2 El Butter
160 g Goudakäse
4 kleine Äpfel (je ca. 80 g)
Zitronensaft
weißer Pfeffer

Die Brotscheiben mit Butter bestreichen und mit dem Käse belegen. Die Äpfel vierteln, vom Kerngehäuse befreien und in dünne Scheiben teilen. Auf dem Käse anrichten, sofort mit Zitronensaft beträufeln und mit Pfeffer bestreuen. (Zubereitungszeit: 10 Min.)

5. TAG

Frühstück: Camembert-Knäcke (ca. 370 kcal/Portion)

$\frac{1}{2}$ l Orangensaft
8 Scheiben Knäckebrot
2 El Halbfettmargarine
120 g Camembert
4 Becher probiotischer Joghurt

Die Knäckebrote mit Margarine und Camembert bestreichen. Dazu pro Person einen Becher Joghurt und $\frac{1}{8}$ l Orangensaft servieren. Dazu: Kaffee oder Tee, evtl. mit Kondensmilch (1 Tl pro Person) oder Süßstoff. (Zubereitungszeit: 5 Min.)

Zwischenmahlzeit: je 1 mittelgroße Banane
(ca. 150 kcal/Portion)

Mittagessen: Hähnchenbrustfilet auf Blumenkohl
(ca. 300 kcal/Portion)

1 Kopf Blumenkohl (ca. 500 g)
8 Tomaten
800 g Hähnchenbrustfilets
2 El Sonnenblumenöl
1 Becher Joghurt, fettarm
Jodsalz
weißer Pfeffer
1 Prise Zucker
1 Prise Muskat

Den Blumenkohl putzen, in Röschen zerteilen, waschen und in Salzwasser garen. Abgießen und abkühlen lassen. Die Tomaten überbrühen und abziehen, dann vierteln und entkernen. Die aufgetauten Hähnchenbrustfilets mit Salz und Pfeffer bestreuen und im heißen Öl von jeder Seite ca. 5 Minuten braten. Anschließend in Stücke schneiden und abkühlen lassen.
Aus Joghurt, Salz, Zucker und Muskat eine Salatsauce rühren. Die Blumenkohlröschen, Tomatenviertel und Hähnchenbrustfilets auf einer Platte anrichten. Anschließend die Salatsauce darüber gießen. (Zubereitungszeit: 45 Min.)

Zwischenmahlzeit: Orangen-Vitamindrink
(ca. 100 kcal/Portion)

150 g Joghurt fettarm
100 ml Orangensaft

Den Joghurt mit Orangensaft mixen. (Zubereitungszeit: 2 Min.)

Abendbrot: Kartoffelsalat mit Lachsstreifen
(ca. 220 kcal/Portion)

1 kg Kartoffeln
Instantbrühe für 200 ml
2 El Essig
5 El Sonnenblumenöl
1 El mittelscharfer Senf
150 g Frischkäse
Jodsalz, Pfeffer
1 Tl Petersilie
200 g Räucherlachs

Die Kartoffeln waschen und im Dämpfer oder in einem Topf mit wenig Wasser garen. Für die Marinade die Brühe mit Essig, Öl, Senf, Frischkäse, Salz und Pfeffer verrühren. Den Lachs in 1 cm breite und etwa 5 cm lange Streifen schneiden. Die Kartoffeln abgießen, auskühlen lassen und dann pellen. In dünne Scheiben schneiden, mit der Petersilie und den Lachsstreifen in einer Schüssel anrichten. Mit der Marinade anmachen. (Zubereitungszeit: 45 Min.)

6. TAG

Frühstück: Fruchtbecher und Käsetoast
(ca. 300 kcal/Portion)

4 Becher probiotischer Joghurt
1 Dose Mandarinen
40 g Diätkonfitüre
4 Scheiben Toastbrot
2 El Halbfettmargarine
80 g Edamer Käse

Den Joghurt mit der Konfitüre verrühren, anschließend die Mandarinenschnitze darunter mischen. Die Toastbrote mit Margarine bestreichen, den Käse darauf legen. Dazu: Kaffee oder Tee, evtl. mit Kondensmilch (1 Tl pro Person) oder Süßstoff. (Zubereitungszeit: 5 Min.)

Zwischenmahlzeit: Müsliriegel Traube (ca. 100 kcal)

Mittagessen: Schweinefilets mit Apfel
(ca. 380 kcal/Portion)

600 g Schweinefilets
4 säuerliche Äpfel (400 g)
1 bis 2 El Zitronensaft
4 El Reis
250 g Champignons
1 Tl Butterschmalz
Jodsalz, weißer Pfeffer

Die Schweinefilets auftauen. Die Äpfel vom Kerngehäuse befreien, in Ringe schneiden und mit Zitronensaft beträufeln. Champignons putzen und vierteln. 2 große Stücke Alufolie mit Butterschmalz einfetten. Je die Hälfte der Apfelringe und Pilze auf die Folienstücke verteilen und 1 Schweinemedaillon darüber legen. Nach Wunsch noch etwas salzen und pfeffern. Die Kanten der Folie nach oben falten und seitwärts gut verschließen, damit kein Bratsaft auslaufen kann. Beide Folienpakete in den vorgeheizten Backofen legen, bei 175 °C je nach Fleischbeschaffenheit etwa 50–60 Minuten dünsten. Derweil den Reis körnig kochen und mit den Schweinefilets servieren. (Zubereitungszeit: 75 Min.)

Zwischenmahlzeit: Je 2 Wiener Würstchen (ca. 150 kcal)

Abendbrot: Bananensalat mit Krabben
(ca. 370 kcal/Portion)

1 Ei
1 Tl mittelscharfer Senf
2 El Zitronensaft
Jodsalz, weißer Pfeffer
3 El Sonnenblumenöl
150 g Joghurt, fettarm
40 g H-Sahne
Schnittlauch, Petersilie
2 Bananen
1 Orange
200 g Ananas
1 Apfel
200 g Möhren
250 g Krabben

Für die Joghurtmayonnaise das Ei mit dem Senf, Zitronensaft, einer kräftigen Prise Pfeffer und Salz verrühren. Das Öl in feinem Strahl in die Eimasse einrühren. Den Joghurt, die Sahne und die gehackten Kräuter untermischen. Bananen, Orange und Ananas in Stücke schneiden. Apfel und Möhren schälen und raspeln. Das Obst, die Möhren und die Krabben mit der Joghurtmayonnaise mischen. (Zubereitungszeit: 30 Min.)

7. TAG

Frühstück: Topfenpalatschinken (ca. 140 kcal/Portion)

2 Eier
10 El H-Milch
1 El Butter
450 g Magerquark
Vanillinzucker
Jodsalz
etwas abgeriebene Zitronenschale

Einen Teig aus Ei, 8 El Milch, Mehl und etwas Salz zubereiten.
Mit der Butter in einer beschichteten Pfanne zwei dünne
Pfannkuchen backen. Den Quark mit den übrigen Zutaten
glattrühren und auf die Pfannkuchen streichen. Diese aufrol-
len, mit 2 El Milch übergießen und im vorgeheizten Ofen
überbacken. Dazu: Kaffee oder Tee, evtl. mit Kondensmilch
(1 Tl pro Person) oder Süßstoff. (Zubereitungszeit: 15 Min.)

Zwischenmahlzeit: je 1 Becher probiotischer Joghurt
(ca. 125 kcal/Portion)

Mittagessen: Lammsteak mit Rösti und Bohnen
(ca. 400 kcal/Portion)

300 g Rösti-Ecken
400 g Lammsteaks
30 g Pflanzenfett
800 g Brechbohnen
1 Tl Sonnenblumenmargarine
1 mittelgroße Zwiebel
Jodsalz, weißer Pfeffer

Auf einem Backofenblech Alufolie ausbreiten, darauf die Knusperecken verteilen. Im vorgeheizten Backofen (200 °C) knusprig braten. Die Steaks von beiden Seiten braten. Die Zwiebel schälen, fein würfeln, Margarine in einem Topf erhitzen und die Zwiebelwürfel darin glasig andünsten. Die gut abgetropften Bohnen zugeben, kurz andünsten und mit Pfeffer und Salz würzen. Die Steaks mit den Kartoffelrösti und Bohnen servieren. (Zubereitungszeit: 30 Min.)

Zwischenmahlzeit: Marmeladenzwieback
(ca. 80 kcal/Portion)

4 Zwieback
80 g Diätkonfitüre

Zwieback mit Konfitüre bestreichen. (Zubereitungszeit: 3 Min.)

Abendbrot: Rührei mit Schmelzkäse
(ca. 280 kcal/Portion)

8 Eier
50 g Magerquark
4 El Mineralwasser
Jodsalz, weißer Pfeffer
1 El Schnittlauch
1 El Petersilie
2 Ecken Schmelzkäse
3 Tomaten

Quark und Mineralwasser gut miteinander verquirlen. Eier beifügen. Mit Salz, Pfeffer und Schnittlauch vermischen, danach den in kleine Würfel geschnittenen Schmelzkäse unterrühren. Eine beschichtete Pfanne erhitzen, und die Masse

hineingeben. Ohne Fett bei mittlerer Hitze das Rührei bereiten, dabei gelegentlich die Masse vom Pfannenrand schollen-
artig in die Pfanne schieben. Vor dem Servieren mit Petersilie
überstreuen und mit Tomatenscheiben garniert anrichten.
(Zubereitungszeit: 30 Min.)

Die zweite Woche

Das ist Ihre Einkaufsliste für die zweite Woche

Brot und Mehlprodukte

1 Brötchen
4 Pckg. Vollkornbrot
1 Pckg. Pumpernickel
1 Pckg. Knäckebrot (Goldähren)
1 Pckg. Paniermehl (1000 g)
1 Pckg. Semmelbrösel
1 Pckg. Reis (parboiled, 500 g)

Milch, Milchprodukte, Eier

1 l H-Milch (1,5 %)
5 Becher Magerquark (250 g)
6 Becher Joghurt, fettarm (250 g)
4 Becher Diät-Genießer-Joghurt (Top-fit, 250 g)
4 Pckg. Camembert (Bergpracht, 125 g)
3 Becher Frischkäse (Bayernland oder Norderland, 200 g)
1 Pckg. Harzer Käse (Hüttenberger, 200 g)
1 Pckg. Schmelzkäsescheiben (200 g Hochland)
2 Pckg. Eier (10er Packung, Gewichtsklasse M)
1 Pckg. Kondensmilch

Fleisch, Wurst und Fisch

1 Pckg. gemischtes Hackfleisch (tiefgekühlt, 500 g)
1 Pckg. Kabeljaufilet (tiefgekühlt, SeaMaster, 1000 g)
6 Pckg. Krabben (100 g)
1 Pckg. Matjesfilets (100 g)
2 Pckg. Putenfilet (tiefgekühlt, 400 g)

1 Pckg. gekochter Schinken in Scheiben (200 g)
2 Pckg. Lachsschinken (150 g)

Öle und Fette

1 Pckg. Butter (250 g)
1 Fl. Mayonnaise (delicato, 500 ml)

Gewürze

1 Pckg. Currypulver
1 Pckg. Kümmel
1 Pckg. Oregano (getrocknet)
1 Pckg. Vanillinzucker (Albona)

Gemüse und Obst

10 Äpfel (je 80 g)
4 Bananen
1 Blumenkohl (ca. 1000 g)
1 Pckg. Champignons (500 g)
4 Grapefruits
1 kleine Salatgurke
2,5 kg Kartoffeln
8 Kiwis
600 g Möhren
2 rote, 2 grüne Paprikaschoten
6 Bund Radieschen
1 Salat
2,5 kg Tomaten
4 Zucchini

Fertigprodukte

1 Glas Gewürzgurken (Gartenkrone)
2 Pckg. Rahmspinat (tiefgekühlt, 450 g)
1 Dose Erbsen (King's Crown, 425 ml)
5 Dosen Himbeeren (King's Crown oder Royal
Norfolk, 410 ml)
1 Glas flüssiger Honig (Goldland oder Imker)
1 Glas Diätkonfitüre (Grandessa oder Tamara)
1 Glas Schattenmorellen (King's Crown, 720 ml)
1 Pckg. Müsliriegel Haselnuß (Gletscherkrone, 8 Stück)
1 Pckg. Müsliriegel Sonnenblumenkerne (Gletscherkrone,
8 Stück)
1 Pckg. Sultaninen (200 g)
1 Pckg. Trockenpflaumen (Sunsweet, 500 g)
1 kg Zucker (Diadem)

Getränke

Kaffee (Markus)
Tee
3 Fl. Karottensaft (deleg, 330 ml)
1 Fl. Orangensaft (Fruchtoase mit Fruchtfleisch, 750 ml)
Mineralwasser

8. TAG

Frühstück: Schinkenbrot mit Käse (ca. 320 kcal/Portion)

4 Scheiben Vollkornbrot
2 Tl Butter
8 Scheiben Lachsschinken

200 g Harzer Käse
1 Bund Radieschen
Jodsalz, weißer Pfeffer
500 g fettarmer Joghurt

Die Brotscheiben mit Butter bestreichen. In der Mitte zerschneiden, und je eine Hälfte mit Schinken, die andere mit Harzer Käse belegen. Nach Geschmack pfeffern und salzen. Die gewaschenen Radieschen und den Joghurt dazu essen. Dazu: Kaffee oder Tee, evtl. mit Kondensmilch (1 Tl pro Person) oder Süßstoff. (Zubereitungszeit: 10 Min.)

Zwischenmahlzeit: Müsliriegel Sonnenblumenkerne
(ca. 120 kcal/Portion)

Mittagessen: Kartoffelbrei mit Ei (ca. 340 kcal/Portion)

400 ml H-Milch
1 Tl Butter
Muskatnuß
4 Tropfen Sonnenblumenöl
600 g Rahmspinat
4 Eier
800 g Kartoffeln
Jodsalz

Die Kartoffeln schälen, vierteln und in Salzwasser gar kochen. Die Milch erwärmen, Butter zufügen und zu den Kartoffeln geben. Zu Kartoffelbrei stampfen und mit Salz und Muskat abschmecken. Den aufgetauten Spinat etwa 10 Minuten kochen. Die Eier mit Milch verrühren und salzen. Das Sonnenblumenöl in einer Pfanne erwärmen, und das Rührei darin braten. Zum Servieren auf den vorgewärmten Tellern mit dem Kartoffelbrei am Rand einen breiten Ring ziehen. Den Spinat hineingießen, und das Rührei drauflegen. (Zubereitungszeit: 30 Min.)

Zwischenmahlzeit: Vitamindrink (ca. 100 kcal/Portion)

8 Kiwis
2 El Zitronensaft
Mineralwasser

Die geschälten Kiwis mit Zitronensaft pürieren. Mit Mineralwasser auffüllen. (Zubereitungszeit: ca. 3 Minuten)

Abendbrot: Tomatenpfanne (ca. 320 kcal/Portion)

4 Scheiben Knäckebrot
15 Tomaten
400 g Frischkäse
1 El Olivenöl
2 El Basilikum
Jodsalz, weißer Pfeffer

Die Tomaten in dickere Scheiben schneiden (Stielansätze entfernen!) und nebeneinander in eine Pfanne legen. Salz, Pfeffer darüber streuen, erhitzen und einmal umdrehen. Den Frischkäse darauf geben, noch einmal mit Salz und Pfeffer würzen und zwei Minuten mit geschlossenem Deckel erwärmen. Zum Schluß mit Basilikum bestreuen, mit Öl beträufeln und direkt aus der Pfanne essen. Dazu gibt es je eine Scheibe Knäckebrot. (Zubereitungszeit: 20 Min.)

9. TAG

Frühstück: Pikante Joghurtspeise (ca. 220 kcal/Portion)

500 g fettarmer Joghurt
Jodsalz, weißer Pfeffer
Süßstoff
3 Bund Radieschen
1 El Petersilie
3 El Schnittlauch

Die Pumpernickel zerbröseln, mit Joghurt verrühren, anschließend mit Salz, 1 Prise Pfeffer und wenig flüssigem Süßstoff abschmecken. Die Radieschen putzen und waschen. In feine Scheiben und die Hälfte der Scheiben in dünne Streifen schneiden. Dann die Radieschenstreifen, Petersilie und Schnittlauch unter den Joghurt rühren. Die Speise auf Tellern mit dem Rest der Radieschenscheiben garnieren. Dazu: Kaffee oder Tee, evtl. mit Kondensmilch (1 Tl pro Person) oder Süßstoff. (Zubereitungszeit: 15 Min.)

Zwischenmahlzeit: Grapefruit (ca. 65 kcal/Portion)

2 Grapefruits teilen, und die Schnitze herauslösen. (Zubereitungszeit: 3 Minuten)

Mittagessen: Apfel-Matjes-Salat (ca. 490 kcal/Portion)

4 Scheiben Vollkornbrot
4 küchenfertige Matjesfilets
4 hartgekochte Eier
4 Äpfel
2 El Zitronensaft
3 Gewürzgurken

100 g Mayonnaise
Jodsalz, Pfeffer
Petersilie

Die Matjesfilets eine Stunde wässern, dann in Streifen schneiden. Eier schälen, aus einem Ei das Eigelb herauslösen, hak-
ken und zum Garnieren aufbewahren, restliche Eier und
Gurken würfeln. Die Äpfel waschen, abtrocknen, vierteln,
entkernen und würfeln. Mit Zitronensaft beträufeln und mit
den übrigen Zutaten vermischen. Die Mayonnaise unter den
Salat geben und mit Salz und Pfeffer abschmecken. Mit ge-
hacktem Eigelb und Petersilie garnieren und einer Scheibe
Vollkornbrot je Person servieren. (Zubereitungszeit inkl.
Wässern: 75 Min.)

Zwischenmahlzeit: Schinkenbrot (ca. 155 kcal/Portion)

4 Scheiben Vollkornbrot
2 El Halbfettmargarine
4 Scheiben gekochter Hinterschinken

Die Brotscheiben mit Margarine bestreichen, den Schinken
drauflegen. (Zubereitungszeit: 3 Min.)

Abendbrot: Heißer Camembert (ca. 320 kcal/Portion)

200 g Himbeeren
2 El Orangensaft
schwarzer Pfeffer
$1/2$ Tl mittelscharfer Senf
4 Scheiben Vollkornbrot
240 g Camembert

Die Himbeeren mit Orangensaft, etwas Pfeffer und Senf zu einer Sauce vermischen und erhitzen. Den Käse in Scheiben schneiden und auf die Brote legen. Im Grill überbacken. Dazu die Sauce essen. (Zubereitungszeit: 20 Min.)

10. TAG

Frühstück: Fischerfrühstück (ca. 275 kcal/Portion)

4 Eier
4 El Butter
200 g Nordseekrabben
2 El Schnittlauch
4 Scheiben Toast

Die Eier mit ½ Teelöffel Butter in einer beschichteten Pfanne zum Rührei braten. Die Krabben zugeben, bevor die Eimasse aufstockt. Die Toastscheibe rösten, mit der restlichen Butter bestreichen, und die Krabben drauflegen. Mit Schnittlauch bestreuen. Dazu: Kaffee oder Tee, evtl. mit Kondensmilch (1 Tl pro Person) oder Süßstoff. (Zubereitungszeit: 10 Min.)

Zwischenmahlzeit: Je 1 kleiner Apfel (ca. 50 kcal/Portion)

Mittagessen: Kartoffeln und Quark (ca. 300 kcal/Portion)

500 g Magerquark
150 ml H-Milch
2 Tl Jodsalz, 1 Tl schwarzer Pfeffer

1 Tl Basilikum
1 Tl Petersilie
2 Tl Schnittlauch
4 Zwiebeln
60 g Gurke
750 g Kartoffeln

Die Kartoffeln waschen und gar kochen, pellen und abkühlen lassen. Den Quark in einer Schüssel mit der Milch verrühren. Basilikum und Petersilie hinzugeben. Die Zwiebel und Gurke schälen und in kleine Würfel schneiden. Mit dem Schnittlauch in die Schüssel geben. Den Quark mit Pfeffer und Salz abschmecken und mit Kartoffeln servieren. (Zubereitungszeit: 30 Min.)

Zwischenmahlzeit: Diät-Genießer-Jogurt
(ca. 210 kcal/Portion)

Abendbrot: Hackfleischbällchen (ca. 365 kcal/Portion)

1 älteres Brötchen
6 El warme H-Milch
350 g gemischtes Hackfleisch
1 kleine Zwiebel
1 Ei
Jodsalz, Pfeffer
1 Tl Majoran
150 g Camembert
50 g Haferflocken
1 Tl Butterschmalz
Gurken- und rote Paprikawürfelchen
1 Bund Radieschen

Das Brötchen in Würfel schneiden, mit der Milch begießen und einweichen lassen. Die Zwiebel schälen, das Hackfleisch in eine Schüssel geben, die Zwiebel fein auf das Hackfleisch reiben, das ausgedrückte Brötchen, das Ei, Majoran, Salz und Pfeffer hinzufügen, und alles gut verkneten. Den Camembert entrinden, in kleine Würfel schneiden. Aus je 1 gehäuften El Fleischmasse kleine Bällchen formen. In die Mitte ein Loch drücken, mehrere Käsewürfelchen hineingeben, wieder mit Fleisch schließen. Die Haferflocken in einen tiefen Teller geben, die Bällchen darin wenden. Das Butterschmalz erhitzen, die Bällchen darin rundum braten. Auf Salatblättern mit Gurken- und Paprikawürfelchen und Radieschen servieren. (Zubereitungszeit: 30 Min.)

11. TAG

Frühstück: Müsli mit Sultaninen (ca. 310 kcal/Portion)

100 g Haferflocken
300 g Magerquark
2 Äpfel
2 El Haselnußkerne
4 El Sultaninen
2 El Honig

Haferflocken mit Quark und wenig Wasser zu einem Brei verrühren. Die ungeschälten Äpfel reiben und mit den gehackten Haselnußkernen und den Sultaninen unter die Haferflocken rühren. Mit Honig süßen. Dazu: Kaffee oder Tee, evtl. mit Kondensmilch (1 Tl pro Person) oder Süßstoff. (Zubereitungszeit: 10 Min.)

Zwischenmahlzeit: Vitamindrink (ca. 100 kcal/Portion)

$\frac{1}{2}$ l Karottensaft
$\frac{1}{2}$ l Orangensaft
Olivenöl

Je $\frac{1}{8}$ l Karottensaft und Orangensaft mit 2 Tl Öl mischen.

Mittagessen: Bananen-Curry (ca. 500 kcal/Portion)

150 g Reis
30 g Butter
2 El Currypulver
Instantbrühe für 125 ml
$\frac{1}{8}$ l H-Sahne
400 g Krabben
2 Zwiebeln
Saft einer halben Zitrone
Jodsalz, weißer Pfeffer
Muskatnuß
4 Bananen
1 kleine rote Paprika
100 g Erbsen
Petersilie

Die Zwiebeln schälen, fein hacken und in heißer Butter weich-
dünsten. Das Currypulver einstreuen und andünsten. Mit der
klaren Brühe und der Sahne aufgießen, aufkochen und 10 Minuten köcheln lassen. Krabben hineingeben. Mit Zitronensaft,
Salz, Pfeffer und Muskat würzen. Bananen schälen, in Scheiben schneiden und in das Ragout rühren, kurz darin erhitzen.
Die Petersilie einstreuen. Den Reis in kochendes Salzwasser
schütten und in 20 Minuten ausquellen lassen. Die Paprika
waschen, putzen und in winzige Würfel schneiden. Mit den
Erbsen 8 Minuten vor Garzeitende zum Reis geben. 4 Reis-

ringförmchen gut einfetten, den Reis einfüllen und als Ring auf 4 Teller stürzen. Das Bananencurry in die Mitte füllen. (Zubereitungszeit: 45 Min.)

Zwischenmahlzeit: Je 1 hartgekochtes Ei
(ca. 75 kcal/Portion)

Abendbrot: Doppeltes Käsebrot (ca. 240 kcal/Portion)

4 Scheiben Vollkornbrot
150 g Frischkäse
2 Tl Petersilie
2 Tl Schnittlauch
4 Scheiben Schmelzkäse
$\frac{1}{2}$ Tl Paprika edelsüß

Den Frischkäse mit Schnittlauch und Petersilie mischen. Auf die Vollkornbrotscheiben streichen und je 1 Käsescheibe drauflegen. Mit Paprikapulver würzen. (Zubereitungszeit: 10 Min.)

12. TAG

Frühstück: Porridge mit Kräuterknäcke
(ca. 370 kcal/Portion)

80 g Haferflocken
2 Tl Honig
200 g Möhren
200 g Magerquark

2 Tl Olivenöl
je 2 Tl Petersilie und Schnittlauch
8 Scheiben Knäckebrot
400 g Karottensaft mit Honig

Die Haferflocken kochen, bis ein dicker Brei entsteht. Mit
Honig süßen und unmittelbar vor dem Essen mit Milch übergießen. Daher vorher den Quark mit Öl und Milch glattrühren,
die Kräuter daruntermischen, und damit die Knäckebrotscheiben bestreichen. Dazu Karottensaft trinken. (Zubereitungszeit: 20 Min.)

Zwischenmahlzeit: Honigzwieback (ca. 110 kcal/Portion)

8 Scheiben Zwieback, Honig

Zwieback mit Honig bestreichen. (Zubereitungszeit: 3 Min.)

Mittagessen: Gemüseeintopf mit Pute
(ca. 390 kcal/Portion)

500 g Putenfilet
800 g Kartoffeln
600 g Möhren
2 Tomaten
2 grüne Paprikaschoten
2 Zucchini
2 El Olivenöl
6 El Tomatenmark
Instantbrühe für 750 ml
Paprikapulver edelsüß
Jodsalz, weißer Pfeffer

Das Putenfleisch braten. Anschließend die geschälten Kartoffeln und Möhren kleinschneiden. Paprikaschoten halbieren, entkernen, und das Fruchtfleisch in Stücke schneiden. Die Tomaten und Zucchini würfeln. Das Gemüse in Olivenöl und wenig Wasser bei mäßiger Hitze bißfest dünsten. Das Tomatenmark unterrühren, und auf das Ganze die Gemüsebrühe gießen. Kräftig mit Paprikapulver, Pfeffer und Salz würzen. Anschließend das Putenfleisch in Würfel schneiden und dem Gemüse beimengen. Den Eintopf noch 15 Minuten schmoren lassen, dann sofort servieren. (Zubereitungszeit: 45 Min.)

Zwischenmahlzeit: Müsliriegel Haselnuß
(ca. 100 kcal/Portion)

Abendbrot: Bunter Quarkberg (ca. 85 kcal/Portion)

250 g Magerquark
150 ml fettarme H-Milch
2 grüne Paprikaschoten
1 mittelgroße Zwiebel
1 Bund Radieschen
Jodsalz
1 Tl 8-Kräutermischung
4 Scheiben Knäckebrot

Den Quark mit Milch glattrühren und die geputzten, gewaschenen Paprikaschoten sowie 4 Radieschen und die Zwiebel kleingeschnitten darunter mengen. Als Berg auf einen Teller häufen, dann mit der 8-Kräutermischung bestreuen, den restlichen Radieschen garnieren und mit dem Knäckebrot verzehren. (Zubereitungszeit: 15 Min.)

13. TAG

Frühstück: Verdauungsfrühstück (ca. 370 kcal/Portion)

20 Trockenpflaumen
500 g Joghurt fettarm
4 El Honig
4 Scheiben Knäckebrot

Die Trockenpflaumen über Nacht in Wasser einweichen. Am Morgen mit etwas Flüssigkeit im Mixer o.ä. pürieren. Den fettarmen Joghurt und Honig einrühren. Mit einer Scheibe Knäckebrot essen. Dazu: Kaffee oder Tee, evtl. mit Kondensmilch (1 Tl pro Person) oder Süßstoff. (Zubereitungszeit: 10 Min.)

Zwischenmahlzeit: Himbeerquark (ca. 180 kcal/Portion)

500 g Magerquark
500 g Himbeeren
200 ml H-Milch

Quark und Milch glattrühren. Himbeeren durch ein Sieb streichen und unter den Quark ziehen. (Zubereitungszeit: 7 Min.)

Mittagessen: Fischgratin mit Frischkäse-Kräuterkruste (ca. 420 kcal/Portion)

2 kleine Kartoffeln (je ca. 50 g)
600 g Kabeljaufilet
Jodsalz, Pfeffer
1 El Sonnenblumenöl
2 El Basilikum

2 Knoblauchzehen, feingehackt
4 Tomaten
2 Zucchini
150 g Frischkäse
1 El 8-Kräutermischung
5 El Weißwein
2 El Paniermehl

Die Kartoffeln kochen. Den Backofen auf 200 °C vorheizen.
Die Tomaten überbrühen, häuten, entkernen und würfeln.
Die Fischfilets abspülen, mit Küchenpapier trockentupfen.
Auf beiden Seiten mit Salz und Pfeffer würzen. Den Boden
einer flachen Auflaufform mit Öl bestreichen. Die Filets hineinlegen, Basilikum, Knoblauch und Tomatenwürfel darauf
verteilen. Die Zucchini auf den Filets anordnen, mit Salz
bestreuen. Den Frischkäse mit Kräutermischung, Weißwein
und Paniermehl verrühren, die Filets damit überziehen. Im
Backofen 20 Minuten überbacken. Mit den Kartoffeln servieren. (Zubereitungszeit: ca. 1 Std.)

Zwischenmahlzeit: 1 mittelgroße Banane
(ca. 150 kcal/Portion)

Abendbrot: Champignonsalat (ca. 280 kcal/Portion)

4 Scheiben Knäckebrot
400 g frische Champignons
1 Eisbergsalat
4 Tomaten
4 El Sonnenblumenöl
Jodsalz, weißer Pfeffer
4 El Zitronensaft
Petersilie

Die Tomaten würfeln (Stielansatz entfernen!). Den Eisbergsalat zerpflücken. Die Champignons säubern, in Öl braten,
mit den Tomatenwürfeln auf die Salatblätter legen. Mit Öl,
Zitronensaft, Senf, Salz und Pfeffer anmachen. Dazu das
Knäckebrot. (Zubereitungszeit: 20 Min.)

14. TAG

Frühstück: Eier im Glas (ca. 280 kcal/Portion)

8 Eier
4 Scheiben Toast
4 Gläser Karottensaft (je $\frac{1}{8}$ l)
Jodsalz, Pfeffer

Die Eier weich kochen, schälen und in vier Gläser legen. Etwas Salz und Pfeffer hineinstreuen. Dazu das Toastbrot essen
und den Karottensaft trinken. (Zubereitungszeit: 7 Min.)

Zwischenmahlzeit: Käseknäcke (ca. 120 kcal/Portion)

4 Scheiben Knäckebrot
2 Tl Halbfettmargarine
4 Scheiben Schmelzkäse

Knäckebrot mit Margarine bestreichen, und den Käse drauflegen. (Zubereitungszeit: 2 Min.)

Mittagessen: Blumenkohl mit Schinken
(ca. 360 kcal/Portion)

1 Blumenkohl
4 Tomaten
2 El Semmelbrösel
50 g geriebener Emmentaler
Jodsalz, weißer Pfeffer
30 g Sonnenblumenmargarine
4 Scheiben gekochter Hinterschinken

Den Schinken in Streifen schneiden. Blumenkohl putzen, in kochendes Wasser geben, leicht salzen und 15 Minuten garen. Abtropfen lassen. Eine feuerfeste Form einfetten und den Blumenkohl hineinlegen. Tomaten halbieren (Stielansätze entfernen!) und um den Blumenkohl legen. Mit Schinkenstreifen belegen, Semmelbrösel und geriebenen Emmentaler darüber streuen. Die Margarine zergehen lassen und darüber geben. Im auf 180 °C vorgeheizten Ofen ca. 20 Minuten gratinieren. (Zubereitungszeit: 1 Std.)

Zwischenmahlzeit: Tomatenbrot (ca. 118 kcal/Portion)

4 Scheiben Vollkornbrot
6 Tomaten
2 El Halbfettmargarine

Das Brot mit Margarine bestreichen. Die Tomaten in Scheiben schneiden und darauf legen. (Zubereitungszeit: 3 Minuten)

Abendbrot: Haferflocken-Kirsch-Auflauf
(ca. 440 kcal/Portion)

1 El Butter
200 g Haferflocken
1 Prise Jodsalz
600 g Schattenmorellen
2 Eier
250 ml H-Milch
2 El Zucker

Die Butter in einem Topf erhitzen. Haferflocken und Salz zugeben und unter Rühren 10 Minuten bei schwacher Hitze leicht rösten. In eine Schüssel schütten, damit die Haferflocken nicht nachbräunen. Die Kirschen auf einem Sieb gut abtropfen lassen, den Saft auffangen. Die Hälfte der Haferflocken in eine gefettete, feuerfeste Form geben, die Kirschen darauf verteilen; darüber die restlichen Haferflocken. Die Eier mit Milch verquirlen. Darüber gießen und mit Zucker bestreuen. Den Auflauf in den vorgeheizten Backofen auf die mittlere Schiene stellen und 45 Minuten bei mittlerer Hitze backen. Danach sofort mit Kirschsaft servieren. (Zubereitungszeit: 90 Min.)

Die dritte Woche

Das ist Ihre Einkaufsliste für die dritte Woche

Brot und Mehlprodukte

9 Brötchen
2 Pckg. Vollkornbrot
1 Pckg. Knäckebrot (Goldähren)
1 Pckg. Mehl (Diadem, 1000 g)
1 Pckg. Früchtemüsli (Knusperone)
1 Pckg. Spaghetti (Alino, 250 g)

Milch, Milchprodukte, Eier

1 l H-Milch (1,5 %)
4 Becher Magerquark (250 g)
6 Becher fettarmer Joghurt (250 g)
4 Becher Diät-Genießer-Joghurt (Top-fit, 250 g)
8 Becher probiotischer Joghurt (BI'AC, 150 g)
1 Pckg. Blauschimmelkäse (Lys Bleu, 150 g)
2 Pckg. Camembert (Bergpracht, 125 g)
1 Pckg. geriebener Emmentaler (Oberalp, 200 g)
2 Becher Frischkäse (Bayernland oder Norderland, 200 g)
1 Pckg. Goudascheiben (Oberalp, 200 g)
2 Pckg. Schmelzkäsescheiben (Hochland, 200 g)
3 Pckg. Eier (10er Packung, Gewichtsklasse M)
1 Pckg. Kondensmilch

Fleisch, Wurst und Fisch

1 Pckg. Hähnchenbrustfilets (Gut Weissenhaus,
tiefgekühlt, 750 g)
1 Pckg. gemischtes Hackfleisch (tiefgekühlt, 500 g)

2 Pckg. gekochter Hinterschinken in Scheiben (200 g)
2 Pckg. mariniertes Schweinefleisch (tiefgekühlt, 400 g)
1 Pckg. Rindersteaks (tiefgekühlt, 400 g)
1 Pckg. Kabeljaufilet (SeaMaster, tiefgekühlt, 1000 g)

Gewürze

Falls einige für die vergangenen beiden Wochen gekaufte
Gewürze bereits verbraucht sind, dann frischen Sie Ihren
Bestand wieder auf (siehe Einkaufszettel für die 1. und
2. Woche).

Gemüse und Obst

11 Äpfel
13 Bananen
3 Birnen
6 Grapefruits
4 Kiwis
3 Pckg. Champignons (500 g)
1 Salatgurke
2,5 kg Kartoffeln
1,5 kg Möhren
4 kleine rote, 2 große grüne Paprikaschoten
2 Eisbergsalat
1 Sellerie
500 g Tomaten
1 kg Zwiebeln

Fertigprodukte

1 Pckg. Bratensauce (Pottkieker)
1 Glas flüssiger Honig (Goldland oder Imker)
1 Glas Diätkonfitüre (Grandessa oder Tamara)

2 Dosen Mandarinen (Lorado, 314 ml)
1 Pckg. Tomatenpüree (500 g)
2 Pckg. Müsliriegel Haselnuß (Gletscherkrone, 8 Stück)
2 Pckg. Müsliriegel Sonnenblumenkerne (Gletscherkrone, 8 Stück)
2 Pckg. Müsliriegel Traube (Gletscherkrone, 8 Stück)
1 Dose Wiener Würstchen (Exelsior, 10 Stück)

Getränke

Kaffee (Markus)
Tee
1 Fl. Karottensaft (deleg, 330 ml)
1 Fl. Orangensaft (Fruchtoase mit Fruchtfleisch, 750 ml)
Mineralwasser

15. TAG

Frühstück: Bananen mit Haferflocken
(ca. 250 kcal/Portion)

4 Bananen
5 El Haferflocken
600 ml H-Milch
1 El Orangensaft
nach Geschmack Honig oder Süßstoff

Die Haferflocken in einer beschichteten Pfanne ohne Fett leicht anrösten und abkühlen lassen. Die Bananen schälen und mit dem Saft im Mixer oder mit dem Schneidestab pürieren. 4 El Haferflocken, Milch, Honig oder Süßstoff hinzufügen und noch einmal kräftig durchmixen, in Gläser gießen und mit den restlichen Haferflocken bestreuen. Dazu: Kaffee oder Tee, evtl. mit Kondensmilch (1 Tl pro Person) oder Süßstoff. (Zubereitungszeit: 10 Min.)

Zwischenmahlzeit: 1 Müsliriegel Traube
(ca. 100 kcal/Portion)

Mittagessen: Spaghetti Bolognese (ca. 360 kcal/Portion)

250 g Spaghetti
1 El Sonnenblumenöl
1 Tl Butterschmalz
125 g gemischtes Hackfleisch
250 g Tomatenpüree
1 rote Paprikaschote
1 Zwiebel
Bratensauce für 125 ml Sauce
Jodsalz, weißer Pfeffer
Majoran
Oregano
Paprika edelsüß
1 Knoblauchzehe

Die Nudeln in 2 bis 3 l kochendes Salzwasser legen, das Öl dazugeben, und die Nudeln nach Anleitung bißfest garen. Die Paprika halbieren, entkernen, das Fruchtfleisch kleinwürfeln. Die Zwiebel schälen und fein würfeln, ebenso die Knoblauchzehe, danach das Butterschmalz in einer beschichteten Pfanne erhitzen, und die Zwiebel- und Knoblauchwürfel andünsten. Das Hackfleisch und die Paprikwürfel dazugeben, das Ganze bröselig braten, reichlich Gewürze darüber streuen und Tomatenpüree untermischen. Alles bei mäßiger Hitze etwa 10 Minuten lang schmoren lassen, danach das

Saucenpulver einrühren, und die Hackfleischmasse bei weiterem Rühren 1 Minute köcheln lassen. Die Nudeln abgießen, abtropfen lassen und auf 4 Teller verteilen. Die Hackfleischsauce darüber ausbreiten. (Zubereitungszeit: 30 Min.)

Zwischenmahlzeit: je 2 Wiener Würstchen
(ca. 150 kcal/Portion)

Abendbrot: Rührei mit Schinken (ca. 270 kcal/Portion)

6 Eier
4 Scheiben gekochter Hinterschinken
1 El Sonnenblumenmargarine
150 ml H-Milch
1 El Schnittlauch
Jodsalz, weißer Pfeffer

Den Schinken in Würfel oder Streifen schneiden. Margarine in einer Pfanne erhitzen, den Schinken darin 2 Minuten anbraten. Die Eier mit Milch, Salz, Pfeffer verquirlen, und die Masse über den Schinken gießen. Unter leichtem Rühren stocken lassen, dann mit Schnittlauch bestreuen. (Zubereitungszeit: 20 Min.)

16. TAG

Frühstück: Krafttoast (ca. 360 kcal/Portion)

4 Scheiben Toastbrot
2 Tl Butter
2 Scheiben gekochter Hinterschinken

60 g Schmelzkäse in Scheiben
4 Eier
4 El Schnittlauch
4 Tomaten
Karottensaft

Die Toastscheiben rösten und mit je 1 Tl Butter bestreichen.
Je 1 Scheibe Schinken und 1 Scheibe Käse drauflegen. Grillen, bis der Käse schmilzt. Inzwischen 5 g Butter in einer beschichteten Pfanne erhitzen, die Eier darin braten. Das Spie-
gelei auf den Toast legen, und Schnittlauch darüber streuen.
Dazu pro Person 1 Tomate und 1 Glas Karottensaft. (Zubereitungszeit: 20 Min.)

Zwischenmahlzeit: je 1 Becher probiotischer Joghurt
(ca. 125 kcal/Portion)

Mittagessen: Käse-Fleischbällchen (ca. 360 kcal/Portion)

1 Brötchen vom Vortag
100 ml H-Milch
350 g gemischtes Hackfleisch
1 kleine Zwiebel
1 Ei
Jodsalz, Pfeffer
1 Tl Majoran
150 g Camembert
3 El Haferflocken
1 El Butterschmalz
Gurke (ca. 50 g)
1 rote Paprika

Das Brötchen in Würfel schneiden und in Milch einweichen lassen. Die Zwiebel auf das Hackfleisch reiben, das ausgedrückte Brötchen, das Ei, Majoran, Salz und Pfeffer hinzufügen, und alles gut verkneten. Den entrindeten Camembert in kleine Würfel schneiden. Aus je 1 gehäuften El Fleischmasse kleine Bällchen formen. In die Mitte ein Loch drücken, mehrere Käsewürfelchen hineingeben, mit Fleisch schließen. Die Haferflocken in einen tiefen Teller geben, die Bällchen darin wenden. Das Butterschmalz erhitzen, die Bällchen darin rundum braten. Mit Gurken- und Paprikawürfelchen servieren. (Zubereitungszeit: 30 Min.)

Zwischenmahlzeit: je 1 Müsliriegel Sonnnenblumenkerne (ca. 120 kcal/Portion)

Abendbrot: Kartoffeln mit Kräuterquark
(ca. 250 kcal/Portion)

1 kg Kartoffeln
300 g Magerquark
100 ml H-Milch
1 El Schnittlauch
1 El Petersilie
1 Zwiebel
Jodsalz, weißer Pfeffer

Die Kartoffeln etwa 25 Minuten bei mittlerer Hitze kochen. Den Quark mit der Milch verrühren, mit $\frac{1}{2}$ Tl Salz und $\frac{1}{2}$ Tl Pfeffer würzen und Kräuter darunter mischen. Zwiebel schälen, in kleine Würfel schneiden, im Quark verrühren. Die Kartoffeln abgießen und mit dem Quark servieren. (Zubereitungszeit: 30 Min.)

17. TAG

Frühstück: Frühstück für Eilige (ca. 190 kcal/Portion)

4 Brötchen
2 Tl Butter
4 Tomaten

Die Brötchen mit Butter bestreichen. Tomaten waschen, in Scheiben schneiden (Stielansatz entfernen!). Die Scheiben auf das Brötchen legen. Dazu: Kaffee oder Tee, evtl. mit Kondensmilch (1 Tl pro Person) oder Süßstoff. (Zubereitungszeit: 3 Min.)

Zwischenmahlzeit: Kiwi mit Joghurt (ca. 100 kcal/Portion)

2 Tl Honig
2 Becher fettarmer Joghurt
4 Kiwis

Den Honig mit Joghurt verrühren und mit geschälten, in Scheiben geschnittenen Kiwis vermischen. (Zubereitungszeit: 5 Min.)

Mittagessen: Bananen-Nuß-Steak (ca. 510 kcal/Portion)

600 g mariniertes Schweinefilet
1 Banane
Zitronensaft
2 Tl Butter
100 g Blauschimmelkäse
30 g gehobelte Haselnüsse

Das Schweinefilet in 8 Scheiben schneiden und etwas flachdrücken. Die Banane längs und quer halbieren und mit Zitronensaft beträufeln. Die Filets auf jeder Seite 3 Minuten grillen, die Bananenstücke auf eine gebutterte Alu-Grillschale legen. Käse in Scheiben schneiden und auf die Bananenstücke legen, mit Nüssen bestreuen. Ebenfalls grillen. Sobald die Schweinefilets gebraten sind, die Käsebananen drauflegen und mit Nüssen bestreuen. (Zubereitungszeit: 30 Min.)

Zwischenmahlzeit: Gefülltes Ei (ca. 180 kcal/Portion)

4 Eier
2 El Senf
1 El Essig
1 El Sonnenblumenöl
Jodsalz
$\frac{1}{2}$ Tl Paprika edelsüß
4 Scheiben Vollkornbrot

Die hartgekochten Eier halbieren, Dotter herauslösen, mit Senf, Essig, Salz, Öl und Paprikapulver verrühren. In die Eihälften füllen. Mit Vollkornbrot essen. (Zubereitungszeit: 5 Min.)

Abendbrot: Paprikaquark (ca. 250 kcal/Portion)

400 g Magerquark
2 El Tomatenmark
etwas Wasser
4 kleine Zwiebeln
2 El Paprikapulver edelsüß
2 El Kümmel
2 große grüne Paprikaschoten
4 Scheiben Vollkornbrot

Den Magerquark mit dem in einer kleinen Portion Wasser angerührten Tomatenmark vermischen. Die Zwiebeln in feine

Würfel schneiden und mit den Gewürzen unter den Quark rühren. Die Paprikaschoten entkernen und in Ringe schneiden. Anschließend den Paprikaquark dick auf das Vollkornbrot streichen und mit den Paprikaschotenringen belegen. (Zubereitungszeit: 15 Min.)

18. TAG

Frühstück: Süßer Edamer-Knäcke (ca. 330 kcal/Portion)

4 Becher probiotischer Joghurt
400 g Mandarinenschnitze
8 Scheiben Knäckebrot
40 g Diätkonfitüre
2 Tl Halbfettmargarine
80 g Edamer Käse

Knäcke mit Margarine bestreichen. Edamer drauflegen, darüber Konfitüre streichen. Den Joghurt mit je 100 g Mandarinenschnitzen vermengen. Dazu: Kaffee oder Tee, evtl. mit Kondensmilch (1 Tl pro Person) oder Süßstoff. (Zubereitungszeit: 10 Min.)

Zwischenmahlzeit: Müsliriegel Haselnuß
(ca. 100 kcal/Portion)

Mittagessen: Rindersteak mit Frischkäse
(ca. 485 kcal/Portion)

4 Rindersteaks
3 El Sonnenblumenöl

Jodsalz, schwarzer Pfeffer
300 g Frischkäse
8-Kräutermischung
1 El Tomatenmark
1 Möhre
1 Sellerie
1 kleine Zwiebel
Zitronensaft
Instantbrühe für 150 ml

Die aufgetauten Steaks mit Pfeffer bestreuen und in heißem Pflanzenöl von jeder Seite 3 bis 4 Minuten braten. Salzen und warm stellen. Die Zwiebel schälen und fein hacken, die Möhre und den Sellerie schälen und raspeln. Im Braten- saft andünsten, das Tomatenmark, den mit der 8-Kräuter- mischung versehenen Frischkäse und die Instantbrühe unter Rühren hinzufügen, und alles einige Minuten köcheln lassen. Mit Zitronensaft und Salz abschmecken. Zu den Steaks servieren. (Zubereitungszeit: 30 Min.)

Zwischenmahlzeit: Käseknäcke (ca. 120 kcal)

4 Scheiben Knäckebrot
2 El Halbfettmargarine
4 Scheiben Schmelzkäse

Knäckebrot mit Margarine bestreichen, und den Käse drauf- legen. (Zubereitungszeit: 2 Min.)

Abendbrot: Champignons provenzalisch
(ca. 75 kcal/Portion)

500 g frische Champignons
6 Tomaten

1 große Zwiebel
2 Knoblauchzehen
20 g Sonnenblumenmargarine
Jodsalz, weißer Pfeffer
1 Prise Basilikum
2 El Zitronensaft
Petersilie

Die Champignons putzen und in grobe Scheiben schneiden. Zwiebel schälen und fein hacken. Die Knoblauchzehen
mit Salz zerdrücken. Beides in heißer Margarine braten.
Die Champignons zugeben und gut 10 Minuten dünsten. Die
Tomaten überbrühen, abziehen (Stielansätze herausschneiden!), würfeln und zugeben. Noch 5 Minuten dünsten. Mit
Zitronensaft beträufeln und abschmecken. Mit Petersilie überstreuen. (Zubereitungszeit: 30 Min.)

19. TAG

Frühstück: Gouda-Knäcke (ca. 330 kcal/Portion)

2 Grapefruits
8 Scheiben Knäckebrot
2 Tl Halbfettmargarine
8 Scheiben Goudakäse
8 Tomaten
400 ml H-Milch

Knäckebrote mit Margarine bestreichen und Goudascheiben
darauf legen. Tomaten in Scheiben schneiden, Stielansatz
entfernen. Dazu pro Person $1/2$ Tasse Milch. (Zubereitungszeit: 5 Min.)

Zwischenmahlzeit: Müsliriegel Sonnenblumenkerne
(ca. 120 kcal/Portion)

Mittagessen: Italienischer Fischauflauf
(ca. 420 kcal/Portion)

800 g Kabeljaufilet
Zitronensaft
1 El Sonnenblumenmargarine
1 große Zwiebel
1 Knoblauchzehe
4 El Olivenöl
2 rote Paprikaschoten
6 Tomaten
Jodsalz, weißer Pfeffer
$\frac{1}{2}$ Tl Basilikum
1 Tl Oregano
150 g frische Champignons
75 g geriebener Emmentaler
4 El trockener Weißwein
1 El Petersilie

Die Fischfilets unter fließendem Wasser abwaschen und trok-
kentupfen. Mit Zitronensaft beträufeln und mit Salz würzen.
10 Minuten ziehen lassen. Eine ofenfeste Form mit Margarine
einfetten. Filets hineinlegen. Zwiebel und Knoblauchzehe fein
hacken und im erhitzten Öl glasig braten. Die entkernten Paprikaschoten in Streifen schneiden, zu den Zwiebeln geben.
Die Tomaten kreuzweise einritzen, mit kochendem Wasser
überbrühen, mit kaltem abschrecken, dann häuten. Tomaten
halbieren, das Fruchtfleisch in Würfel schneiden. Zu den Zwiebeln geben. Mit Salz und Pfeffer würzen und bei großer Hitze
unter ständigem Rühren 2 Minuten dünsten. Die Mischung
aufs Fischfilet verteilen, Basilikum, Oregano und blättrig ge-

schnittene Champignons zugeben. Im vorgeheizten Backofen bei 200 °C 30 Minuten lang backen. 5 Minuten vor Ende der Garzeit den geriebenen Emmentaler darüber streuen und zu Ende garen, mit Petersilie bestreuen. (Zubereitungszeit: 1 Std.)

Zwischenmahlzeit: Grapefruit (ca. 65 kcal/Portion)

2 mittelgroße Grapefruits teilen, und die Schnitze herauslösen. (Zubereitungszeit: 3 Minuten)

Abendbrot: Müsli mit Banane (ca. 480 kcal/Portion)

100 g Müsli
4 Bananen
4 Äpfel
2 Becher fettarmer Joghurt
2 bis 4 El Honig

Die Bananen schälen, in Scheiben schneiden, die Äpfel grob raffeln. Das Müsli mit Joghurt verrühren. Bananen und Äpfel locker unterheben und mit Honig süßen. (Zubereitungszeit: 10 Min.)

20. TAG

Frühstück: Muntermacher (ca. 270 kcal/Portion)

$^1/_2$ l Karottensaft mit Honig
4 Äpfel
500 g fettarmer Joghurt
2 Tl Honig

4 Scheiben Vollkornbrot
2 Tl Halbfettmargarine
40 g Diätkonfitüre

Die Brotscheiben mit Margarine und Konfitüre bestreichen. Die Äpfel raspeln, mit dem Joghurt und Honig vermischen. Dazu pro Person $1/8$ l Karottensaft servieren. Außerdem: Kaffee oder Tee, evtl. mit Kondensmilch (1 Tl pro Person) oder Süßstoff. (Zubereitungszeit: 10 Min.)

Zwischenmahlzeit: je 1 mittelgroße Banane
(ca. 150 kcal/Portion)

Mittagessen: Hähnchen-Geschnetzeltes
(ca. 370 kcal/Portion)

600 g Hähnchenbrustfilets
40 g Semmelbrösel
120 ml trockener Weißwein
$1\frac{1}{2}$ Tl Honig
3 Birnen
1 El Zitronensaft
60 g Butterschmalz
2 Knoblauchzehen
Instantbrühe für 150 ml
Jodsalz
weißer Pfeffer
schwarzer Pfeffer

Die Hähnchenbruststücke in Streifen schneiden. Die Semmelbrösel, den Pfeffer, den Wein und den Honig miteinander verrühren. Anschließend Fleisch damit mischen und zugedeckt 30 Minuten ziehen lassen. Die Birnen schälen, achteln, das Kernhaus herausschneiden, mit Zitronensaft beträufeln. Das Fleisch portionsweise im heißen Butterschmalz anbraten, herausnehmen und auf einen Teller legen. Den gehackten Knoblauch und die Birnenspalten unter Rühren etwa 20 Minuten lang braten. Die Brühe hinzugießen. Das Fleisch untermischen und erhitzen. Mit Salz und Pfeffer abschmekken und mit einer Scheibe Weißbrot servieren. (Zubereitungszeit: 75 Min.)

Zwischenmahlzeit: Diät-Genießer-Joghurt
(ca. 210 kcal/Portion)

Abendbrot: Champignonsalat (ca. 300 kcal/Portion)

4 Scheiben Knäckebrot
400 g frische Champignons
2 Eisbergsalat
5 Tomaten
4 El Sonnenblumenöl
Jodsalz, weißer Pfeffer
2 El mittelscharfer Senf
3 El Zitronensaft
Petersilie

Die Tomaten würfeln (Stielansätze entfernen!). Den Eisbergsalat waschen und zerpflücken. Die Champignons säubern, im Sonnenblumenöl braten, danach mit den Tomatenwürfeln auf die Salatblätter legen. Mit dem Sonnenblumenöl, Zitronensaft, Senf, Salz und Pfeffer anmachen. Dazu das Knäckebrot essen. (Zubereitungszeit: 20 Min.)

21. TAG

Frühstück: Festtagsfrühstück (ca. 300 kcal/Portion)

4 Brötchen
150 g Magerquark
2 Tl Petersilie
2 Tl Schnittlauch
Jodsalz
4 Eier
4 Tomaten
2 Grapefruits

Die Eier weich kochen. Den Magerquark mit Petersilie, Schnittlauch und etwas Salz vermischen. Die Grapefruits zerteilen, und mit einem spitzen Messer die Schnitze lösen. Die Tomaten vierteilen (Stielansätze entfernen!). Anschließend die Brötchen zerschneiden, alle Teile mit dem Kräuterquark bestreichen. Erst die Eier, dann die Brötchen mit Tomate essen. Zum Abschluß die Grapefruit. Dazu: Kaffee oder Tee, evtl. mit Kondensmilch (1 Tl pro Person) oder Süßstoff. (Zubereitungszeit: 15 Min.)

Zwischenmahlzeit: je 1 kleiner Apfel (ca. 50 kcal/Portion)

Mittagessen: Fischfilet mit Tomaten
(ca. 320 kcal/Portion)

800 g Kabeljaufilet
4 El Zitronensaft
10 Tomaten
2 Zwiebeln

2 El Sonnenblumenöl
50 g geriebener Emmentaler

Zwiebeln in Streifen schneiden und mit Öl in einer Pfanne
weich dünsten. Das Fischfilet in Streifen schneiden, mit
dem Zitronensaft säuern und leicht salzen. In eine gefettete
Auflaufform lagenweise Filet und abgezogene, entkernte,
in Streifen geschnittene Tomaten und Zwiebeln legen, etwa
$1/4$ l Wasser dazugeben. Mit geriebenem Emmentaler überstreuen und im Backofen 20 Minuten überbacken. (Zubereitungszeit: 40 Min.)

Zwischenmahlzeit: Müsliriegel Traube
(ca. 100 kcal/Portion)

Abendbrot: Süßer Apfelauflauf (ca. 350 kcal/Portion)

100 g Mehl
1 Prise Jodsalz
100 ml H-Milch
50 g Zucker
4 Eier
2 El Butter
3 Äpfel
1 Tl Zitronensaft

Das Mehl in eine Schüssel geben und mit Salz, Zucker und
Milch verrühren. Die Eigelbe dazugeben und schlagen, bis ein
gleichmäßiger Teig entsteht. 1 El geschmolzene Butter drun-
termischen. Etwa 20 Minuten quellen lassen. Die Äpfel schälen und in Scheiben schneiden. Den Backofen auf 220 °C
vorheizen. Die Eiweiße mit einer Prise Salz und Zitronensaft
steif schlagen und unter den Teig heben. Eine flache Auf-

laufform mit Butter bestreichen. Den Teig hineinfüllen und flachstreichen. Auf der untersten Schiene in den Backofen schieben und ca. 5 Minuten stocken lassen. Die Form herausnehmen, und die Apfelspalten darauf verteilen. 1 bis 2 El flüssige Butter darüber träufeln und mit 2 El Zucker bestreuen. Nochmals auf der obersten Schiene 20 Minuten überbacken. (Zubereitungszeit: 1 Std.)

Die vierte Woche

Das ist Ihre Einkaufsliste für die vierte Woche

Brot und Mehlprodukte

4 Baguettebrötchen
3 Pckg. Vollkornbrot
1 Pckg. Knäckebrot (Goldähren)
1 Pckg. Weißbrot
1 Pckg. Zwieback (Goldähren)
1 Pckg. Bandnudeln (Landvogt)
1 Pckg. Reis (500 g, parboiled)

Milch, Milchprodukte, Eier

2 l H-Milch (1,5 %)
6 Becher Magerquark (250 g)
6 Becher fettarmer Joghurt (250 g)
4 Becher Diät-Genießer-Joghurt (Top-fit, 250 g)
4 Becher probiotischer Joghurt (BI'AC, je 150 g)
2 Pckg. H-Sahne (200 g)
2 Becher Sahnejoghurt (150 g)
1 Becher Schmand (24 %, 200 g)
3 Pckg. Eier (10er Packung, Gewichtsklasse M)
1 Pckg. Kondensmilch

Fleisch, Wurst und Fisch

2 Pckg. Hähnchenbrustfilets (Gut Weissenhaus,
tiefgekühlt, 750 g)
1 Pckg. gemischtes Hackfleisch (tiefgekühlt, 500 g)
1 Pckg. Würfelschinken (250 g)
1 Pckg. Lachsschinken (150 g)

1 Pckg. Bauchspeck (300 g)
2 Pckg. Kabeljaufilet (SeaMaster, tiefgekühlt, 1000 g)
1 Pckg. geräucherte Putenbrust (300 g)

Öle und Fette

1 Pckg. Butter (250 g)

Gewürze

Falls einige der für die vergangenen 3 Wochen gekauften Gewürze bereits verbraucht sind, dann frischen Sie Ihren Bestand wieder auf (siehe Einkaufszettel 1., 2. und 3. Woche).

Gemüse und Obst

10 Äpfel
10 Bananen (mittelgroß)
2 Grapefruits
4 Kiwis
6 Orangen
3 Zitronen
3 Pckg. Champignons (500 g)
1 Salatgurke
2,5 kg Kartoffeln
500 g Blumenkohl
200 g Brokkoli
900 g Lauch
1,2 kg Möhren
1 Eisbergsalat
1 Bund Radieschen
2 Sellerie à 100 g
1 kg Tomaten

Fertigprodukte

1 Glas flüssiger Honig (Goldland oder Imker)
1 Glas Diätkonfitüre (Grandessa oder Tamara)
7 Dosen Himbeeren (King's Crown oder Royal
Norfolk, 410 ml)
1 Dose Mandarinen (Lorado, 314 ml)
1 Glas rote Bete (Gartenkrone, 580 ml)
1 Pckg. Tomatenpüree (250 g)
1 Dose geschälte Tomaten (Goldberry, 425 g)
1 Glas Mischgemüse (Erbsen/Möhren – Gartenkrone,
720-ml-Glas)
1 Pckg. Müsliriegel Haselnuß (Gletscherkrone, 8 Stück)
1 Pckg. Müsliriegel Sonnenblumenkerne (Gletscherkrone,
8 Stück)
1 Pckg. Walnußkerne (200 g)
1 Dose Wiener Würstchen (Excelsior, 10 Stück)

Getränke

Kaffee (Markus)
Tee
1 Fl. Karottensaft (deleg, 330 ml)
1 Fl. Orangensaft (Fruchtoase mit Fruchtfleisch, 750 ml)
Mineralwasser

22. TAG

Frühstück: Erfrischungsschüssel (ca. 190 kcal/Portion)

4 Orangen
4 Äpfel

250 g Magerquark
8 El Cornflakes

Die Orangen auspressen, in den Saft die geschälten Äpfel reiben. Quark und Süßstoff beigeben und glattrühren. In 4 Schüsseln anrichten, mit Cornflakes bestreuen. Dazu: Kaffee oder Tee, evtl. mit Kondensmilch (1 Tl pro Person) oder Süßstoff. (Zubereitungszeit: 10 Min.)

Zwischenmahlzeit: Vitamindrink (ca. 100 kcal/Portion)

2 Bananen
400 ml H-Milch

Banane mit Milch pürieren. (Zubereitungszeit: 3 Min.)

Mittagessen: Schinken-Pellkartoffeln
(ca. 500 kcal/Portion)

800 g Kartoffeln
4 El Butter
4 gehäufte El Mehl
400 g H-Milch
8 Tl Schmand
Jodsalz, schwarzer Pfeffer
4 Prisen Muskat
200 g Würfelschinken
4 Prisen Petersilie

Die Kartoffeln waschen und gar kochen. Danach abpellen und in Würfel schneiden. Die Butter zerlassen, und das Mehl darin hellbraun anschwitzen. Dann mit Milch langsam unter Rühren (Schneebesen) klümpchenfrei anrühren. Einige Minuten lang kochen, und dann den Schmand zugeben. Anschließend den Würfelschinken und die Kartoffeln in die Sauce geben. Alles erhitzen und mit 2 Tl Salz, 4 Prisen Pfeffer und Muskat abschmecken. Vor dem Servieren die Petersilie darüber streuen. (Zubereitungszeit: 40 Min.)

Zwischenmahlzeit: Honigzwieback (ca. 110 kcal/Portion)

8 Scheiben Zwieback
2 El Honig

Zwiebacke mit Honig bestreichen. (Zubereitungszeit: 3 Min.)

Abendbrot: Champignonbrot (ca. 300 kcal/Portion)

12 große frische Champignons
2 Zitronen
200 g Magerquark
4 El H-Sahne
4 El Petersilie
Jodsalz, weißer Pfeffer
4 Scheiben Vollkornbrot
4 hartgekochte Eier
4 Salatblätter

Acht Champignons kleinhacken und mit Zitronensaft beträufeln. Mit dem Quark, der Sahne, der Petersilie und den Gewürzen verrühren. Die Vollkornbrotscheiben dick damit bestreichen. Anschließend die restlichen 4 Champignons blättrig schneiden und ebenfalls mit Zitronensaft beträufeln. Die Eier schälen und mit einem Eierschneider in Scheiben schneiden. Dann die Champignonblätter und die Eierscheiben auf den Broten anrichten und mit den in Streifen geschnittenen Salatblättern bestreuen. (Zubereitungszeit: 20 Min.)

23. TAG

Frühstück: Knäckebrot mit Spiegeleiern
(ca. 300 kcal/Portion)

4 Scheiben Knäckebrot
8 Eier
2 Tl Sonnenblumenmargarine
4 Tomaten

Die Eier mit der Margarine in einer beschichteten Pfanne zu Spiegeleiern braten. Auf die Knäckebrote legen. Die Tomaten vierteln (Stielansätze entfernen!) und mit den Spiegelei-Knäckebroten essen. Dazu: Kaffee oder Tee, evtl. mit Kondensmilch (1 Tl pro Person) oder Süßstoff. (Zubereitungszeit: 10 Min.)

Zwischenmahlzeit: Himbeerquark (ca. 180 kcal/Portion)

500 g Magerquark
400 g Himbeeren
200 ml H-Milch

Quark und Milch glattrühren. Himbeeren durch ein Sieb streichen und unter den Quark rühren. (Zubereitungszeit: 7 Min.)

Mittagessen: Tomatenreis mit Lauch
(ca. 470 kcal/Portion)

1 Dose geschälte Tomaten
4 El Sonnenblumenöl
200 g Reis
1 El Tomatenmark
2 El Zucker

Jodsalz, weißer Pfeffer
600 g Lauch
2 Tl Sonnenblumenöl
10 El Weißwein
6 Tl Schmand
$\frac{1}{2}$ Tl Muskatnuß
3 Zwiebeln

Die Zwiebeln schälen, würfeln und in Sonnenblumenöl glasig braten. Reis und 1 Tl Salz dazugeben und anschwitzen. Mit ca. 2 l Wasser den Reis ablöschen und etwa 40 Minuten lang garen. In der Zwischenzeit kleingewürfelte Tomaten, Schmand, Tomatenmark, Zucker, Muskatnuß, $\frac{1}{2}$ Tl Pfeffer und 1 Tl Salz vermengen und mit dem Reis vermischen. Den Porree waschen und in ca. 1 cm dicke Scheiben schneiden. In Sonnenblumenöl anschwitzen, mit Weißwein ablöschen. Im geschlossenen Topf 4 bis 5 Minuten garen. Den Tomatenreis auf einem Lauchbett anrichten. (Zubereitungszeit: 1 Std.)

Zwischenmahlzeit: Diät-Genießer-Joghurt
(ca. 210 kcal/Portion)

Abendbrot: Fischsalat nach Waldorf (ca. 160 kcal/Portion)

400 g Kabeljaufilet
1 Becher fettarmer Joghurt
1 Apfel
1 Sellerie
3 El Zitronensaft
Jodsalz
1 Prise Zucker
Walnußkerne

Das Fischfilet säuern, wenig salzen und im eigenen Saft dünsten. Nach dem Erkalten zerpflücken. Apfel und Sellerie raspeln oder in feine Streifen schneiden, mit Zitronensaft, Joghurt, Zucker, Salz vermengen, und den vorbereiteten Fisch unterheben. Den Salat durchziehen lassen und mit gehackten Walnüssen von ca. 4 Früchten bestreuen. (Zubereitungszeit: 1 Std.)

24. TAG

Frühstück: Quarkbrote (ca. 300 kcal/Portion)

500 g Magerquark
3 El Zitronensaft
6 Äpfel
Jodsalz
4 Radieschen
4 Scheiben Vollkornbrot

Den Quark mit Wasser und Zitronensaft geschmeidig rühren, mit Süßstoff je nach Geschmack süßen. Die Äpfel schälen, 1 Apfel beiseite legen. Die restlichen Äpfel grob geraspelt unter den Quark rühren. Mit Salz abschmecken und auf die Brotscheiben streichen. Den zurückgelegten Apfel in Scheiben schneiden. Die Quarkschnitten mit den Apfel- und Radieschenscheiben garnieren. Dazu: Kaffee oder Tee, evtl. mit Kondensmilch (1 Tl pro Person) oder Süßstoff. (Zubereitungszeit: 15 Min.)

Zwischenmahlzeit: Müsliriegel Sonnenblumenkerne
(ca. 120 kcal/Portion)

Mittagessen: Hähnchenbruststücke in Senfsauce
(ca. 480 kcal/Portion)

4 Hähnchenbrustfilets
4 Baguettebrötchen
3 El Butterschmalz
Jodsalz, weißer Pfeffer
2 kleine Zwiebeln
3 El Weißwein
4 El mittelscharfer Senf
0,2 l H-Sahne
1 Tl Zitronensaft
Petersilie

Die Hähnchenbrustfilets in einer breiten Pfanne in 2 El heißem Butterschmalz rundum 5 Minuten kräftig anbraten. Aus
der Pfanne nehmen, salzen, pfeffern und in Folie gepackt beiseite legen. Die Zwiebeln fein hacken und im restlichen Fett
weich dünsten. Mit dem Wein ablöschen, den Senf und die
Sahne hinzufügen, und alles mit einem kleinen Schneebesen
durchrühren. 10 Minuten köcheln, bis sich die Sauce gut ver-
bunden hat. Mit Salz, Pfeffer, Zitronensaft abschmecken. Die
Hähnchenbrustfilets mit Fleischsaft wieder in die Sauce geben und kurz erhitzen. Alles in eine Schale geben und mit
Petersilie überstreuen. Mit Baguettebrötchen servieren. (Zubereitungszeit: 25 Min.)

Zwischenmahlzeit: Marmeladenzwieback
(ca. 80 kcal/Portion)

4 Zwieback
2 El Diätkonfitüre

Zwiebacke mit Konfitüre bestreichen. (Zubereitungszeit:
2 Min.)

Abendbrot: Hackbraten mit Orange (ca. 460 kcal/Portion)

400 g gemischtes Hackfleisch
40 g Reis
1 Ei
Jodsalz, weißer Pfeffer
2 Orangen
2 El Sonnenblumenöl

Den Reis in Salzwasser körnig kochen. Das Hackfleisch mit
Salz, Pfeffer, Ei, Reis und geriebener Orangenschale mischen
und zu 4 Frikadellen formen. Beidseitig in Öl braten. Die
Orangen schälen, in dicke Scheiben schneiden und im Bratfett kurz erwärmen. Die Frikadellen damit garnieren. (Zubereitungszeit: 30 Min.)

25. TAG

Frühstück: Knäckebrot süß-salzig (ca. 270 kcal/Portion)

8 Scheiben Knäckebrot
2 Tl Halbfettmargarine
4 Scheiben Schmelzkäse
2 Tl Diätkonfitüre
2 Becher fettarmer Joghurt

Alle Knäckebrote mit Margarine, dann 4 davon mit Konfitüre,
die anderen mit Schmelzkäse bestreichen. Zu den Knäcke den
Joghurt essen. Dazu: Kaffee oder Tee, evtl. mit Kondensmilch
(1 Tl pro Person) oder Süßstoff. (Zubereitungszeit: 5 Min.)

Zwischenmahlzeit: probiotischer Joghurt
(ca. 125 kcal/Portion)

Mittagessen: Kartoffelsuppe mit Würstchen
(ca. 280 kcal/Portion)

500 g Kartoffeln
1 Sellerie
150 g Lauch
2 El Sonnenblumenmargarine
2 Tl H-Sahne
Instantbrühe für 750 ml
Jodsalz
2 El Petersilie
1 El Majoran
weißer Pfeffer
geriebene Muskatnuß
3 Paar Wiener Würstchen aus der Dose

Kartoffeln und Sellerie würfeln, Lauch in Ringe schneiden. Das Öl im Topf erhitzen, Gemüse darin andünsten. Brühe zugießen, Majoran hinzufügen. Alles bei mittlerer Hitze 20 Minuten köcheln lassen. Das Gemüse pürieren, die Suppe mit den Gewürzen anreichern. Die Sahne und Würstchen zugeben und weitere 5 Minuten köcheln lassen. (Zubereitungszeit: 40 Min.)

Zwischenmahlzeit: Rohe Möhren (ca. 80 kcal/Portion)

8 Möhren à 150 g

Die Möhren raspeln und mit einigen Zitronenspritzern vermischen. (Zubereitungszeit: etwa 3 Min.)

Abendbrot: Fischspieße (ca. 250 kcal/Portion)

600 g Kabeljaufilet (tiefgefroren)
5 Zwiebeln
8 frische Champignons
4 El Sonnenblumenöl
2 El Zitronensaft
2 Tl Paprika edelsüß
1 Prise 8-Kräutermischung
Jodsalz

Das Fischfilet waschen, abtropfen lassen und mit 1 El Zitronensaft beträufeln. 10 Minuten stehen lassen. Die Zwiebeln schälen und vierteln. Die Champignons putzen und waschen. Anschließend das Fischfilet in gleichmäßig dicke Würfel schneiden. Diese mit den Zwiebeln und Champignons abwechselnd auf die Spieße stecken. Aus dem zweiten El Zitronensaft, Paprika, 8-Kräutermischung und Öl eine Marinade rühren. Die Fischspieße darin 30 Minuten lang ziehen lassen. Zwischendurch immer wieder mit etwas Marinade begießen und wenden. Anschließend eine Pfanne erhitzen, 3 El Öl hineingeben und die Spieße unter einmaligem Wenden und öfterem Bepinseln mit Marinade braten. (Zubereitungszeit: 1 Std.)

26. TAG

Frühstück: Spiegeleier mit Schinken
(ca. 330 kcal/Portion)

160 g Lachsschinken
8 Eier
4 Scheiben Vollkornbrot

2 Tl Butter
4 Tomaten

Den Lachsschinken ohne Fettrand in Streifen schneiden. In einer beschichteten Pfanne leicht anrösten. Darauf die Eier zu Spiegeleiern braten. Auf die dünn mit Butter bestrichenen Brotscheiben legen. Dazu: Kaffee oder Tee, evtl. mit Kondensmilch (1 Tl pro Person) oder Süßstoff. (Zubereitungszeit: 10 Min.)

Zwischenmahlzeit: Kiwi mit Joghurt (ca. 180 kcal/Portion)

2 Tl Honig
2 Becher fettarmer Joghurt
4 Kiwis

Den Honig mit Jogurt verrühren und mit geschälten, in Scheibchen geschnittenen Kiwis vermischen. (Zubereitungszeit: 5 Min.)

Mittagessen: Würziger Fischtopf (ca. 280 kcal/Portion)

800 g Kabeljaufilet
8 Tomaten
2 Zwiebeln
1 El Butter
Jodsalz
1 El Petersilie
500 g Kartoffeln
1 Zitrone

Das Fischfilet mit dem Saft einer Zitrone beträufeln und $1/2$ Stunde lang stehen lassen. Dann salzen und in eine feuerfeste Form legen. Die Zwiebel in Streifen schneiden und in Butter – ohne sie bräunen zu lassen – weich schmoren und über den Fisch verteilen. Dann die Tomaten überbrühen, häuten, in Scheiben schneiden. In die Form legen, salzen und mit Petersilie überstreuen. Im Backofen mit geschlossenem Deckel 20 Minuten bei 200 °C dünsten. Mit Salzkartoffeln servieren. (Zubereitungszeit: 1 Std.)

Zwischenmahlzeit: je 2 Wiener Würstchen
(ca. 150 kcal/Portion)

Abendbrot: Gemüsecurry mit Bananen
(ca. 200 kcal/Portion)

1 kl. Blumenkohl
200 g Brokkoli
2 Möhren
150 g Lauch
2 Bananen
2 Knoblauchzehen
1 Zwiebel
2 El Butterschmalz
1 El Currypulver
2 Becher Sahnejoghurt

Das Gemüse säubern. Danach den Blumenkohl und Brokkoli in Röschen teilen, die Stiele fein schneiden. Den Lauch und die Möhren in Scheiben schneiden. Anschließend das Butterschmalz in einem Topf erhitzen, darin die feingewürfelte Zwiebel mit den gewürfelten Bananen andünsten. Die Knoblauchzehen dazupressen und das Currypulver darüber stäuben. Nun das Gemüse nacheinander darin andünsten und mit dem verquirlten Joghurt übergießen. Alles ca. 30 Minuten köcheln lassen, dann vorsichtig vermischen und abschmecken. (Zubereitungszeit: 30 Min.)

27. TAG

Frühstück: Putenbrust (ca. 250 kcal/Portion)

2 Grapefruits
4 Scheiben Vollkornbrot
2 Tl Butter
4 Scheiben geräuscherte Putenbrust
4 Tomaten
1 kleine Gurke

Die Grapefruits in zwei Hälften zerteilen, und mit einem spitzen Messer die Schnitze lösen. Die Brotscheibe mit Butter bestreichen, und die Putenbrust darauf legen. Die Tomaten in Scheiben schneiden (Stielansatz entfernen!), ebenso 12 dünne Scheiben Gurke. Auf die Putenbrust legen. Nach dem Verzehr des Brotes mit einem Teelöffel die Schnitze aus der Grapefruit essen. Dazu: Kaffee oder Tee, evtl. mit Kondensmilch (1 Tl pro Person) oder Süßstoff. (Zubereitungszeit: 10 Min.)

Zwischenmahlzeit: je 1 mittelgroße Banane
(ca. 150 kcal/Portion)

Mittagessen: Altdeutsche Champignonsuppe
(ca. 310 kcal/Portion)

7 El Butter
2 gestr. El Mehl
Instantbrühe (für 1,5 l)
400 g frische Champignons
Saft einer halben Zitrone
Pfeffer, Jodsalz

4 Eigelb
2 Scheiben Weißbrot

Die Champignons säubern und in Scheiben schneiden. Weißbrot würfeln, in 1 El Butter bräunen. 5 weitere El Butter in einem Topf zerlassen, mit Mehl verrühren. Die Instantbrühe zugießen und ca. 1 Stunde köcheln lassen. In einer Pfanne den letzten El Butter zerlassen, Champignons und Zitronensaft zugeben, ca. 5 Minuten braten lassen. In die Instantbrühe geben und mit Pfeffer und Salz abschmecken. Das Eigelb verquirlen, und die Suppe damit binden. Zum Servieren die gerösteten Weißbrotwürfel auf 4 Teller verteilen und mit der Champignonsuppe auffüllen. (Zubereitungszeit: 30 Min.)

Zwischenmahlzeit: je 1 hartgekochtes Ei
(ca. 75 kcal/Portion)

Abendbrot: Kartoffelpfanne mit Rote Bete
(ca. 480 kcal/Portion)

800 g Kartoffeln
6 Zwiebeln
400 g Champignons
1 El Schnittlauch
1 Tl Butter
2 Eier
1 Tl Jodsalz
250 ml H-Milch
100 g Bauchspeck
2 Glas rote Bete

Die Kartoffeln schälen und ca. 15 Minuten lang kochen. Pilze in Scheiben schneiden. Den Speck in einer Pfanne auslassen, und Zwiebelwürfel darin glasig dünsten. Pilze und in Scheiben geschnittene Kartoffeln dazugeben, und alles etwa 10 Minuten braun braten. Die Eier mit Milch verschlagen, salzen, den Schnittlauch darunter rühren. Die Eiermilch über die Kartoffeln geben, und etwas Butter obenauf legen. Alles bei niedriger Hitze mit Deckel stocken lassen und mit der roten Bete servieren. (Zubereitungszeit: etwa 30 Min.)

28. TAG

Frühstück: Zwieback mit Himbeerquark
(ca. 320 kcal/Portion)

400 g H-Milch
200 g Magerquark
600 g Himbeeren
20 g Zucker
12 Stück Zwieback

Milch, Quark, Zucker und die Himbeeren (mit Schneebesen oder im Mixer) pürieren und in 4 Portionen aufteilen. Mit dem Zwieback servieren. Dazu: Kaffee oder Tee, evtl. mit Kondensmilch (1 Tl pro Person) oder Süßstoff. (Zubereitungszeit: 10 Min.)

Zwischenmahlzeit: Je 1 kleiner Apfel
(ca. 50 kcal/Portion)

Mittagessen: Nudelsalat mit Bananen
(ca. 440 kcal/Portion)

150 g Bandnudeln
2 Bananen
1 El Zitronensaft
$\frac{1}{2}$ Tl Currypulver
80 g Gouda
100 g gekochter Hinterschinken
$\frac{1}{2}$ Dose gemischtes Gemüse
150 g fettarmer Joghurt
1 El Mayonnaise
1 El Petersilie

Die Nudeln in 2 l kochendem Salzwasser 15–20 Minuten kochen lassen. Derweil die Bananen schälen, in feine Scheiben schneiden, mit Zitronensaft beträufeln, mit Currypulver bestreuen. Gouda in kleine Würfel, gekochten Schinken in feine Streifen schneiden. Mischgemüse abtropfen lassen (Dosenflüssigkeit aufheben). Alle Zutaten vermischen. Für die Marinade Joghurt, Mayonnaise und Petersilie vermischen, etwas Dosenflüssigkeit dazugeben, mit Salz, Pfeffer und etwas Zucker abschmecken, unter den Bananen-Nudel-Salat heben. (Zubereitungszeit: 45 Min.)

Zwischenmahlzeit: Müsliriegel Haselnuß
(ca. 100 kcal/Portion)

Abendbrot: Hühnerbrust provenzalisch
(ca. 460 kcal/Portion)

4 Hähnchenbrustfilets
160 g Reis

2 El Sonnenblumenöl
Jodsalz, weißer Pfeffer
4 Tomaten
1 kleine Zwiebel
150 g Champignons
1 Knoblauchzehe
1 Tl Mehl
$\frac{1}{8}$ l Weißwein
1 Msp. Instantbrühe
1 Tl Petersilie

Die Hähnchenfilets mit Öl in der Pfanne auf jeder Seite 1 Minute anbraten. In 15 Minuten bei mäßiger Hitze goldbraun braten. Mit Salz und Pfeffer würzen, warm stellen. Den Reis in Salzwasser körnig kochen. Die Tomaten überbrühen, abziehen und würfeln (Stielansatz entfernen!). Im Bratfett die kleinstgehackte Zwiebel und den zerdrückten Knoblauch rösten. Blättrig geschnittene Champignons beigeben und weiterrösten. Mit Mehl bestäuben, Tomatenwürfel, Weißwein, Brühe und Salz beigeben und aufkochen. Die Sauce über die Hühnerfilets verteilen, Petersilie drüberstreuen und mit Reis servieren. (Zubereitungszeit: 50 Min.)

Bringen Sie Körper und Geist auf Trab!

• •

Durch Bewegung können Sie abnehmen, ohne Ihre Essge-
wohnheiten ändern zu müssen. In der Regel ist Bewegung
aber eine sinnvolle Ergänzung zum Schlankheitsplan.
Allerdings müssen Sie sich schon auf Trab halten. Die Anzahl
der Kalorien, die der Körper während eines Tages verbrennt,
hängt vom Gewicht ab, das er tragen muß. Und je mehr Sie
sich bewegen, desto größer ist der Verbrauch von Kalorien.
Aber leider ist der wunde Punkt: Der Geist wäre vielleicht
noch willig, aber bei vielen ist das Fleisch zu schwach. Wir
sind oft zu träge, zu unbedacht im Umgang mit unserem Körper, zu unentschlossen, etwas mit uns zu tun.
Dabei sind die Möglichkeiten für ein Körpertraining nahezu
unerschöpflich. Zum Beispiel ist Schwimmen die beste Bewegung überhaupt, weil dabei der gesamte Körper trainiert
wird: die Lungen, die Atmung, Muskulatur und Gelenke, Herz
und Kreislauf. Oder Jogging. Es tut dem Körper wohl, weil er
beschäftigt wird und ins Schwitzen kommt. Auch alle Ball-
spiele sind als Körpertraining günstig. Dazu gehören Tennis,
Volley- oder Basketball, Federball oder Squash. Oder Sie trim-
men sich im Fitneßstudio. Aber übertreiben Sie es nicht. Kei-
ner zwingt Sie zu sportlichen Höchstleistungen, denn für ein
gesundes Training braucht man keine Folterkammer. Sorgen
Sie dafür, daß Ihnen die Bewegung Spaß macht, sonst besteht
die Gefahr, daß Sie aufgeben.
Nun gibt es allerdings Leute, denen Sport keinen Spaß macht,

denen jede Art von Leibesertüchtigung zuwider ist. Gehören Sie auch dazu? Dann sollten Sie Ihren Körper trotzdem mit einem »Light-Training« fit halten. Wichtig ist allerdings, daß Sie nicht so schnell aufgeben, sondern das Programm eine Weile – noch besser: immer – durchziehen.

Gehen Sie öfter zu Fuß.

Laufen Sie nicht einfach zur nächsten Telefonzelle, sondern zur übernächsten. Werfen Sie Ihre Post nicht in den Briefkasten um die Ecke, sondern gehen Sie ein paar Häuser weiter. Stellen Sie Ihren Wagen am äußersten Ende des Parkplatzes ab. Legen Sie Strecken, die Sie bisher gefahren sind, zu Fuß zurück – zum Beispiel den Weg zur Arbeit oder zu Aldi. Steigern Sie sich: Verlängern Sie die Entfernungen, gehen Sie rascher, machen Sie bewußt größere Schritte – und Ihr Kalorienverbrauch steigt.

Treppensteigen macht fit.

Verzichten Sie auf den Fahrstuhl; benutzen Sie statt dessen stets die Treppe, und nehmen Sie dabei auch mal zwei Stufen auf einmal. Beim Steigen verbraucht man doppelt soviel Kalorien wie beim Laufen in der Ebene und fördert außerdem noch die Tätigkeit von Herz und Lunge. Eine weitere Variante: Bleiben Sie zwischendurch auf der Treppe stehen, halten Sie sich am Geländer fest, und stellen Sie sich mit den Fußballen auf die Stufenkante. Dann gehen Sie in den Zehenstand und rekken sich, soweit es geht, in die Höhe. Danach senken Sie langsam und so tief Sie können die Hacken unter die Stufenkante, um die Sehnen der Fersenpartie zu stärken.

Stehen Sie so oft wie möglich.

Im Stehen wird mehr Fett verbrannt als im Sitzen, selbst wenn man sich nicht von der Stelle rührt. Wenn Sie jeden Tag eine Stunde mehr stehen als sonst, verlieren Sie ein halbes

Pfund Gewicht im Monat. Oder gehen Sie auf und ab. Das entspannt und verringert Ihr Gewicht zusätzlich.

All die vorgenannten Übungen sind leicht und lassen sich ohne großen Aufwand durchziehen. Wichtig ist, daß Sie nicht zum alten Schlendrian zurückkehren, sondern Ihren Körper täglich trainieren. Wenn Sie langsam anfangen und die Intensität der Übungen allmählich steigern, werden Sie auf jeden Fall bald einen Zuwachs an Kraft und Beweglichkeit spüren. Und in Kombination mit den anderen drei Punkten des Fitneßplans auch eine erhebliche Gewichtsabnahme feststellen. Fangen Sie also am besten gleich heute mit dem Training an.

Wie Sie beim Warten die Aldi-Diät unterstützen

Topmanager tun es, Ärzte, Verkäuferinnen, Programmierer, Hausfrauen und -männer. Jeder von uns tut es: Wir verbringen jede Woche Stunden mit unproduktivem lähmendem Warten. Das führt unweigerlich zu Langeweile, Gereiztheit und einem erheblichen Verlust an Zeit und Energie.

Doch es gibt einen Ausweg: Durch Gymnastik während des Wartens verschwindet der Ärger – und Sie tun etwas für die Fitneß und Ihr Aussehen. Sollten Sie also das nächste Mal irgendwo hängen bleiben – in der Schlange an der Aldi-Kasse, mit dem Wagen, am Telefon oder sonstwo –, dann versuchen Sie es mit den folgenden Übungen:

Handgelenkkreisen

1. Ballen Sie die Hände zu Fäusten, und spreizen Sie anschließend die Finger weit.
2. Drehen Sie die Handgelenke in beide Richtungen.
3. Biegen Sie die Hände in den Gelenken nach oben und unten.

4. Schütteln Sie Ihre Hände locker aus.
Erfolg: Ihre Blutzirkulation verbessert sich, Sie bekommen beweglichere und kräftigere Hände und Handgelenke.

Fernsehpausen
Wenn Sie die Werbung im Fernsehen nicht sehen wollen:
1. Setzen Sie sich bequem auf einen Stuhl, drücken Sie das Rückgrat unten fest gegen die Lehne, und verschränken Sie die Hände hinter dem Nacken.
2. Heben Sie das rechte Knie, und berühren Sie es mit dem linken Ellbogen. Tun Sie dasselbe mit dem linken Knie und dem rechten Ellbogen.
Erfolg: Ihr Bauch wird flacher und fester.

Rosige Wangen
So überbrücken Sie die Zeit, in der Sie auf Ihren Mann, Ihre Frau oder sonstwen warten:
Beugen Sie den Rumpf, lassen Sie den Oberkörper locker hängen, und verharren Sie in dieser Stellung, richten Sie dann das Rückgrat Wirbel um Wirbel auf.
Erfolg: Ein gesunder, rosiger Teint (ohne Rouge) und eine Entlastung im unteren Rücken.

Anspannen – entspannen
Diese Übung kann unauffällig in jedem Wartezimmer ausgeführt werden, ob beim Zahnarzt oder Finanzamt:
Einzelne Körperteile spannen und entspannen: Sie beginnen mit den Füßen und gehen dann zu Waden, Oberschenkeln und so weiter über. Verwenden Sie auf jeden Bereich fünf Sekunden, und machen Sie diese Übung, bis Sie aufgerufen werden.
Erfolg: Sie fühlen sich entspannt und gut. Auch Ihr Verstand funktioniert besser.

Einkaufswagen-Training

Probieren Sie beim Warten vor der Aldi-Kasse auch einmal die folgenden isometrischen Übungen:

1. Legen Sie die Hände auf die seitlichen Stützen an der Griffstange Ihres Einkaufswagens. Tun Sie so, als wollten Sie sie auseinanderziehen. Anschließend versuchen Sie, die Hände zusammenzubringen.

2. Lockern und festigen Sie abwechselnd Ihren Griff an den Stützen.

3. Drücken Sie, während beide Hände dicht nebeneinander auf der Griffstange liegen, mit der einen Hand nach unten, und ziehen Sie mit der anderen nach oben; dann die Richtung wechseln.

Erfolg: Stimulierung und Kräftigung des Oberkörpers, der Arme, Handgelenke und Hände.

Lifting

Die Wartezeit am Telefon ist für leichte Gesichtsübungen ideal:

1. Bilden Sie mit dem Mund ein Oval, und versuchen Sie die Lippen über den Zähnen zu schließen.

2. Schließen Sie gleichzeitig die Augen, und heben Sie die Augenbrauen.

3. Halten Sie den Mund fest geschlossen, und versuchen Sie mit Hilfe der oberen Wangenmuskeln die Mundwinkel zu einem Lächeln zu verziehen.

4. Dann langsam lockern.

5. Anschließend blasen Sie die Wangen wie einen Ballon auf. Bleiben Sie so ein paar Sekunden, dann lockern.

Erfolg: Wirkt gegen Fältchen um den Mund sowie in der unteren Wangenpartie und spannt die Gesichtshaut.

Stemmen

Während Sie im Büro auf Kollegen warten, versuchen Sie am Schreibtisch oder vor einem anderen stabilen Möbelstück ein paar »Liegestütze« im Stehen:

1. Stellen Sie sich etwa einen Meter vor Ihrem Schreibtisch auf. Dann neigen Sie sich vor und stützen die Hände in Schulterbreite auf die Kante.

2. Anschließend strecken Sie den Körper, atmen langsam ein und senken den gestreckten Körper, wobei Sie die Arme beugen.

3. Danach ausatmen, während Sie gleichzeitig die Arme strecken und sich zurückstemmen.

Erfolg: Stimuliert und kräftigt die Oberarmmuskeln und den Oberkörper.

Schlangestehen

Jede lange Warteschlange eignet sich ausgezeichnet, um die Körperhaltung zu verbessern:

1. Stellen Sie sich vor, Sie stünden an einer Wand. Rutschen Sie mit dem Rücken fünf bis zehn Zentimeter nach unten, während Sie sie die Knie beugen und dabei Kopf und Rumpf senkrecht halten.

2. Anschließend nehmen Sie die Schultern zurück, als ob sich die Schulterblätter berühren sollten. Bleiben Sie einen Augenblick in dieser Stellung und lockern sich dann.

3. Nun tief einatmen und beim Ausatmen die Bauchmuskeln anspannen. Mehrere Sekunden so bleiben.

Erfolg: Ihre Haltung bessert sich, und die Übungen sind nicht so ermüdend wie das einfache Herumstehen.

Warten im Stau

Mit einem Tobsuchtsanfall erreichen Sie nichts. Besser, Sie ziehen immer wieder den Bauch ein und versuchen möglichst lange, so zu verharren. Tun Sie es, bis der Verkehr weiterfließt.

Erfolg: Ein flacherer Bauch und weniger Staufrust.

Klappmesser

Bevor Sie morgens unter die Dusche gehen, können Sie sich folgendermaßen wach machen:

1. Lassen Sie die Arme hängen, wobei Sie die Hände hinter dem Rücken verschränken.

2. Atmen Sie tief ein. Dann nehmen Sie die Schultern zurück und ziehen den Brustkorb hoch.

3. Beim Ausatmen beugen Sie sich langsam nach vorn und heben die Arme so weit wie möglich über den Kopf. Versuchen Sie nun, den Kopf an die Knie zu bringen. Wenn es Sie in den Knien zu sehr anstrengt, beugen Sie sie leicht vor.

Erfolg: Sie sind sofort munter, und die Steife in Nacken und Schultern wird schnell gelöst. Eine gute Methode, den Tag zu beginnen.

Die Aldi-Brot-Blitzdiät

• •

Diese Schlankheitskur mit vielen Broten wurde für alle entwickelt, die Tag für Tag am Schreibtisch sitzen und mangels Kantine ihr Mittagessen ins Büro mitnehmen müssen. Trotzdem ist die Diät effizient. Weil sie sehr kalorienarm ist, können Sie damit täglich bis zu einem Pfund abnehmen! Also machen Sie auch am Wochenende damit weiter. Das Schönste dabei: Sie fühlen sich wohl und haben die ganze Zeit über gute Laune!
Alle Zutatenmengen sind hier für **eine** Person berechnet.

Das ist Ihre Einkaufsliste:

Brot und Mehlprodukte

2 Brötchen
2 Pckg. Vollkornbrot
1 Pckg. Toastbrot (Goldähren)
1 Pckg. Pumpernickel
1 Pckg. Knäckebrot (Goldähren)

Milch, Milchprodukte, Eier

1 Becher Joghurt vollfett (150 g)
1 Becher Joghurt fettarm (250 g)
3 Becher körniger Frischkäse (Bayernland oder
Norderland, 200 g)

1 Becher Diät-Genießer-Joghurt (Top-fit 250 g)
1 Becher probiotischer Joghurt (BI'AC, 150 g)
2 Pckg. Mozzarella (Valfiorita, 125 g)
1 Pckg. Schmelzkäsescheiben (Hochland, 200 g)
1 Pckg. Eier (Gewichtsklasse M)
1 Pckg. Kondensmilch

Fleisch, Wurst und Fisch

1 Pckg. Hähnchenbrustfilets (Gut Weissenhaus,
tiefgekühlt, 600 g)
1 Pckg. Hähnchenfleisch in Aspik (Drei Eichen, 125 g)
1 Pckg. Räucherlachs (200 g)
1 Pckg. gemischtes Hackfleisch (tiefgekühlt, 500 g)
1 Pckg. Lachsschinken (150 g)
1 Pckg. Krabben (100 g)
1 Pckg. Schwarzwälder Schinken (200 g)
1 Pckg. Geflügelwurst (400 g)
1 Pckg. geräucherte Putenbrust (Mindestgröße)

Öle und Fette

1 Pckg. Halbfettmargarine (Looping, 250 g)

Gewürze

8-Kräutermischung (Champs d'or, gefriergetrocknet)
1 Pckg. Basilikum (getrocknet)
1 Pckg. Currypulver
1 Pckg. Jodsalz
1 Pckg. Kümmel
1 Pckg. Knoblauch
1 Pckg. Muskatnuß
1 Pckg. Paprika edelsüß
1 Pckg. Petersilie (Champs d'or, gefriergetrocknet)

1 Pckg. Pfeffer weiß und schwarz
1 Pckg. Schnittlauch (Champs d'or, gefriergetrocknet)
1 Pckg. Süßstoff (Süssli)
1 Pckg. Zitronensaft (Citrovin, 100 ml)

Gemüse und Obst

2 Äpfel (je etwa 100 g)
1 Banane
4 Kiwi
1 Beutel Mandarinen
300 g Möhren
1 rote, 1 grüne Paprikaschote
2 Bund Radieschen
1 Eisbergsalat
1 Salatgurke (200 g)
1 Sellerie
500 g Tomaten (6 Stück)
500 Zwiebeln

Fertigprodukte

1 Glas flüssiger Honig (Goldland oder Imker)
1 Glas geriebener Meerrettich
1 Pckg. Müsliriegel Haselnuß (Gletscherkrone, 8 Stück)
1 Glas Gewürzgurken (Gartenkrone)

Getränke

Kaffee (Markus)
Tee
Mineralwasser

Nun können Sie mit der Aldi-Brot-Blitzdiät starten. Viel Erfolg!

1. TAG

Frühstück: Tomatenknäckebrot mit Käse (ca. 200 kcal)

2 Scheiben Knäckebrot
1 Tl Halbfettmargarine
1 Tomate (ca. 80 g)
1 Scheibe Schmelzkäse
$\frac{1}{2}$ Tl Schnittlauch
schwarzer Kaffee

Die Knäckebrotscheiben mit der Halbfettmargarine bestreichen. Tomate waschen, putzen und in Scheiben schneiden (Stielansatz entfernen!). Die Käsescheibe diagonal halbieren. Beides auf den Knäckebrotscheiben verteilen. Mit Schnittlauch und Pfeffer bestreuen. Dazu Kaffee oder Tee, evtl. mit 1 Tl Kondensmilch oder Süßstoff. (Zubereitungszeit: 15 Min.)

Zwischenmahlzeit: Gemüse (ca. 50 kcal)

1 Möhre (ca. 100 g)
2 Tomaten (je ca. 80 g)

Mittagessen: Knäckebrot mit Ei und Lachs (ca. 250 kcal)

1 Ei
1 kleine Scheibe Räucherlachs (ca. 25 g)
2 Scheiben Knäckebrot
1 Tl Halbfettmargarine
evtl. 2 Salatblätter
1 Tl Schnittlauch

Das Ei hart kochen, mit kaltem Wasser abschrecken und etwas abkühlen lassen. Die Lachsscheibe halbieren, Knäckebrotscheiben mit Halbfettmargarine bestreichen. Nach Wunsch mit etwas Salat belegen. Das Ei pellen, vierteln und mit dem Lachs auf den Knäckebrotscheiben verteilen. Mit Schnittlauch bestreuen. (Zubereitungszeit: 15 Min.)

Zwischenmahlzeit: Müsliriegel Haselnuß
(ca. 100 kcal)

Abendessen: Schinkenbrot mit Gewürzgurken
(ca. 320 kcal)

1 Scheibe Vollkornbrot
1 Tl Halbfettmargarine
2 kleine Gewürzgurken
1 El Joghurt, vollfett
1 Tl 8-Kräutermischung
weißer Pfeffer
50 g Schwarzwälder Schinken

Das Brot mit Halbfettmargarine bestreichen. Die Gewürzgurken in Scheiben schneiden. Joghurt, Kräuter und Pfeffer verrühren. Den Schinken, Kräuterjogurt und Gewürzgurken auf dem Brot verteilen. (Zubereitungszeit: 8 Min.)

2. TAG

Frühstück: Schinken-Knäckebrot (ca. 200 kcal)

2 Scheiben Knäckebrot
1 Tl Halbfettmargarine

50 g Schwarzwälder Schinken
1 Tl Schnittlauch
schwarzer Pfeffer

Die Knäckebrote mit Halbfettmargarine bestreichen. Den
Schinken darauf verteilen. Mit Schnittlauch und Pfeffer bestreuen. Dazu Kaffee oder Tee, evtl. mit 1 Tl Kondensmilch
oder Süßstoff. (Zubereitungszeit: 3 Min.)

Zwischenmahlzeit: Diät-Genießer-Joghurt (250 g)
(ca. 170 kcal)

**Mittagessen: Brot mit Hähnchenaspik und
Möhren-Apfel-Rohkost** (ca. 250 kcal)

1 Scheibe Vollkornbrot
1 Tl Halbfettmargarine
1 kleine Möhre (ca. 75 g)
1 Apfel (ca. 100 g)
weißer Pfeffer
60 g Hähnchenfleisch in Aspik

Das Brot mit Halbfettmargarine bestreichen. Möhre und
Apfel schälen, vom Apfel das Kerngehäuse herausschneiden
und beides grob raffeln. Mit Zitronensaft und Pfeffer abschmecken. Das Hähnchenaspik und die Möhren-Apfel-Rohkost auf dem Brot verteilen. (Zubereitungszeit: 10 Min.)

Zwischenmahlzeit: Banane (ca. 150 g) (ca. 120 kcal)

Abendessen: Brot mit Camembert und Kiwi (ca. 290 kcal)

1 Scheibe Vollkornbrot
1 Tl Halbfettmargarine
30 g Camembert
1 Kiwi
evtl. etwas Blattsalat

Das Brot mit Halbfettmargarine bestreichen. Nach Wunsch etwas Blattsalat darauf legen. Den Camembert in Scheiben schneiden. Kiwi schälen, ebenfalls in Scheiben schneiden. Beides auf dem Brot verteilen. (Zubereitungszeit: 5 Min.)

3. TAG

Frühstück: Vollkornbrot mit Hähnchenaspik
(ca. 200 kcal)

1 Scheibe Vollkornbrot
1 Tl Halbfettmargarine
60 g Hähnchenfleisch in Aspik
1 Tl Schnittlauch

Das Brot mit Halbfettmargarine bestreichen. Das Hähnchenaspik darauf legen. Mit Schnittlauch bestreuen. Dazu Kaffee oder Tee, evtl. mit 1 Tl Kondensmilch oder Süßstoff. (Zubereitungszeit: 5 Min.)

Zwischenmahlzeit: Kiwi (ca. 50 kcal)

Mittagessen: Brot mit Frikadellen und Tomate
(ca. 260 kcal)

1 Scheibe Vollkornbrot
1 Tl Halbfettmargarine
100 g gemischtes Hackfleisch
1 Tl Senf
2 El Mineralwasser
Salz, weißer Pfeffer
Paprikapulver, edelsüß
½ Knoblauchzehe
1 Zwiebel (ca. 50 g)
1 Tomate (ca. 80 g)

Das Brot mit Halbfettmargarine bestreichen. Dann für die Frikadellen das aufgetaute Hackfleisch mit Salz, Pfeffer, Senf, Mineralwasser und Paprikapulver nach Geschmack vermischen. Die Knoblauchzehe durchpressen und zufügen. 3 flache Frikadellen formen und in einer beschichteten Pfanne von jeder Seite ca. 2 Minuten braten. Etwas abkühlen lassen. Die Zwiebel waschen, häuten und in dünne Scheiben schneiden. Die Tomate waschen, in Scheiben schneiden (Stielansatz entfernen!). Danach die Tomatenscheiben, Frikadellen und Zwiebelscheiben auf dem Brot verteilen. (Zubereitungszeit: 15 Min.)

Zwischenmahlzeit: Knäckebrot mit Gurke (ca. 50 kcal)

1 Scheibe Knäckebrot
50 g Salatgurke
1 Tl 8-Kräutermischung

Die Gurke waschen, trockenreiben und in Scheiben schneiden. Das Knäckebrot mit Gurkenscheiben belegen. Mit der Kräutermischung bestreuen. (Zubereitungszeit: 3 Min.)

Abendessen: Brot mit Geflügelwurst (ca. 250 kcal)

1 Scheibe Vollkornbrot
1 Tl Halbfettmargarine
50 g Salatgurke
5 Radieschen
50 g Geflügelwurst
$\frac{1}{2}$ Tl Petersilie

Das Brot mit Halbfettmargarine bestreuen. Die Gurke waschen, trockenreiben und in Scheiben schneiden. Radieschen waschen, putzen und in Spalten schneiden. Geflügelwurst, Gurke und Radieschen auf dem Brot verteilen. Petersilie darüber geben. (Zubereitungszeit: 5 Min.)

4. TAG

Frühstück: Brötchen mit pikantem Frischkäse
(ca. 220 kcal)

3 Radieschen
1 Zwiebel (etwa 50 g)
75 g Frischkäse
Salz, weißer Pfeffer
1 Brötchen

Die Zwiebel häuten, die Radieschen waschen. Beides fein würfeln. Frischkäse und je 1 Msp. Salz und Pfeffer zufügen. Das Brötchen halbieren, und alles darauf verteilen. Dazu Kaffee oder Tee, evtl. mit 1 Tl Kondensmilch oder Süßstofftabletten. (Zubereitungszeit: 5 Min.)

Zwischenmahlzeit: Honigbrot (ca. 150 kcal)

1 Scheibe Vollkornbrot
1 Tl Halbfettmargarine
1 Tl Honig

Das Brot mit Halbfettmargarine und Honig bestreichen. (Zubereitungszeit: 2 Min.)

Mittagessen: Toast mit Putenbrust, Käse und Tomate (ca. 300 kcal)

1 Scheibe Toast
1 Tomate (ca. 80 g)
1 Zwiebel (etwa 50 g)
2 Scheiben geräucherte Putenbrust (à 30 g)
1 Scheibe Schmelzkäse
1 Tl Schnittlauch

Das Brot leicht toasten. Tomate und Zwiebel waschen, putzen und in Scheiben schneiden. Toast mit Putenbrust, Tomate, Zwiebel und Käse belegen. Nach Wunsch im vorgeheizten Backofen bei 200 °C etwa 10 Minuten überbacken oder kurz übergrillen. Mit Schnittlauch bestreuen. (Zubereitungszeit: 15 Min.)

Zwischenmahlzeit: Apfel (etwa 100 g) (ca. 50 kcal)

Abendessen: Skandinavisches Lachssandwich (ca. 330 kcal)

1 Scheibe Toast
1 Scheibe Räucherlachs (ca. 50 g)
30 g Frischkäse

geriebener Meerrettich
50 g Salatgurke
Petersilie
$1/_4$ Tl Zitronensaft

Von der Gurke 2 dünne Scheiben abschneiden, den Rest raspeln. Den Frischkäse mit der Salatgurke, Zitronensaft, $1/_2$ Tl
Meerrettich und $1/_2$ Tl Petersilie verrühren. Die Toastscheibe
halbieren und mit $2/_3$ des Frischkäses bestreichen. $3/_4$ Lachsscheibe drauflegen, mit der restlichen Toasthälfte bedecken
und in 2 Dreiecke schneiden. Die Oberflächen mit dem verblie-
benen Frischkäse, den Gurkenscheiben und den restlichen
halben Lachsstreifen garnieren. (Zubereitungszeit: 15 Min.)

5. TAG

Frühstück: Mozzarella-Knäcke mit Radieschen
(ca. 175 kcal)

1 Scheibe Knäckebrot
50 g Mozzarellakäse
5 Radieschen
schwarzer Pfeffer

Käse in Scheiben schneiden. Radieschen waschen, putzen
und ebenfalls in Scheiben schneiden. Knäckebrot damit belegen. Je nach Geschmack mit Pfeffer bestreuen. Dazu Kaffee
oder Tee, evtl. mit 1 Tl Kondensmilch oder Süßstoff. (Zubereitungszeit: 5 Min.)

Zwischenmahlzeit: Joghurt (ca. 120 kcal)

1 Becher probiotischer Joghurt

Mittagessen: Brot mit Krabben, Zwiebel und Gurke
(ca. 280 kcal)

1 Scheibe Vollkornbrot
1 Tl Halbfettmargarine
1 kleine Zwiebel (etwa 30 g)
50 g Salatgurke
100 g Krabbenfleisch
evtl. $\frac{1}{2}$ Tl Petersilie

Brot mit Halbfettmargarine bestreichen. Die Zwiebel abziehen, in dünne Scheiben zerteilen. Gurke waschen, abtrocknen und in dünne Scheiben schneiden. Gurke, Krabbenfleisch, Zwiebel auf dem Brot verteilen. Je nach Geschmack mit Petersilie bestreuen. (Zubereitungszeit: 10 Min.)

Zwischenmahlzeit: Kiwi-Joghurt (ca. 180 kcal)

1 Tl Honig
$\frac{1}{2}$ Becher fettarmer Joghurt
1 Kiwi

Den Honig mit Joghurt gut verrühren und mit der geschälten, in feine Scheiben geschnittenen Kiwi vermischen. (Zubereitungszeit: 5 Min.)

Abendessen: Knäckebrot mit Lachsscheiben
und Mandarine (ca. 280 kcal)

2 Scheiben Knäckebrot
1 El Halbfettmargarine

1 Mandarine (ca. 60 g)
6 Scheiben Lachsschinken
1 Zwiebel (ca. 50 g)

Die Knäckebrote mit Halbfettmargarine bestreichen. Die frische Mandarine pellen, halbieren und in Scheiben schneiden (oder die Schnitze aus der Dose gut abtropfen). Mandarine und Lachsschinken auf dem Knäckebrot verteilen. Die Zwiebel waschen, abziehen und in Ringe schneiden. Auf die belegten Knäckebrotscheiben geben. (Zubereitungszeit: 10 Min.)

6. TAG

Frühstück: Brötchen mit Kräuterfrischkäse (ca. 200 kcal)

1 Brötchen
75 g Frischkäse
1 El 8-Kräutermischung
Jodsalz, weißer Pfeffer

Zuerst für den Belag Frischkäse, Kräuter, Salz und Pfeffer verrühren. Das Brötchen halbieren und damit bestreichen. Dazu Kaffee oder Tee, evtl. mit 1 Tl Kondensmilch oder Süßstoff. (Zubereitungszeit: 5 Min.)

Zwischenmahlzeit: Knäckebrot mit Kräutern (ca. 50 kcal)

1 Scheibe Knäckebrot
$1/_2$ Tl Halbfettmargarine
1 Tl 8-Kräutermischung

Das Knäckebrot mit der Halbfettmargarine bestreichen. Anschließend Kräutermischung darüber streichen. (Zubereitungszeit: 3 Min.)

Mittagessen: Brot mit Rührei und Paprika (ca. 250 kcal)

1 Scheibe Vollkornbrot
1 Tl Halbfettmargarine
1 Paprikaschote (etwa 150 g)
1 Ei (Gewichtsklasse M)
1 Tl Basilikum
Salz, weißer Pfeffer
evtl. etwas Blattsalat

Die Brotscheibe mit Halbfettmargarine bestreichen, Paprikaschote waschen, halbieren, Trennwände herausschneiden, danach würfeln. In einer beschichteten Pfanne kurz anbraten. 2 El Wasser dazugeben. Paprika ca. 5 Minuten darin dünsten. 1 El Wasser, 1 Ei, Salz und Pfeffer verschlagen. Zur Paprika geben und ein Rührei braten. Bestrichenes Brot evtl. mit Salat belegen, und das Rührei darauf geben. Mit Basilikum bestreuen. Das Rührei schmeckt warm und kalt. (Zubereitungszeit: 15 Min.)

Zwischenmahlzeit: Gemüse (ca. 50 kcal)

$\frac{1}{2}$ Bund Radieschen
1 Möhre (etwa 100 g)

Abendessen: Knäckebrot mit Mozzarella und Tomate
(ca. 250 kcal)

1 Scheibe Knäckebrot
1 Tl Halbfettmargarine
50 g Mozzarellakäse
1 Tomate (etwa 80 g)
1 Tl Basilikum
schwarzer Pfeffer

Das Knäckebrot mit Margarine bestreichen. Den Mozzarella
in Scheiben schneiden. Die Tomate waschen und ebenfalls in
Scheiben schneiden (Stielansatz entfernen!). Mozzarella und
Tomatenscheiben auf dem Knäckebrot verteilen, mit Basilikum und Pfeffer (je nach Geschmack) bestreuen. (Zubereitungszeit: 10 Min.)

7. TAG

Frühstück: Toast mit Mozzarella (ca. 200 kcal)

1 Scheibe Toast
50 g Mozzarellakäse
1 Tl 8-Kräutermischung
schwarzer Pfeffer

Den Mozzarella in Scheiben schneiden. Das Brot toasten und
mit dem Käse belegen. Kräuter und nach Geschmack Pfeffer
darüber streuen. Dazu Kaffee oder Tee, evtl. mit 1 Tl Kondensmilch oder Süßstoff. (Zubereitungszeit: 8 Min.)

Zwischenmahlzeit: Apfel (etwa 100 g) (ca. 50 kcal)

Mittagessen: Knäckebrot mit Geflügelsalat (ca. 250 kcal)

1 Scheibe Knäckebrot
150 g Hähnchenbrustfilet
1 Mandarine
50 g Sellerie
1 El Joghurt, vollfett
weißer Pfeffer
Currypulver

Zuerst das aufgetaute Hähnchenbrustfilet in leicht gesalzenem Wasser ca. 10 Minuten lang kochen. Herausnehmen, abkühlen lassen. Die frische Mandarine pellen, in Segmente teilen (Dosenware gut abtropfen lassen). Sellerie waschen, putzen und in kleine Scheiben schneiden. Das Hähnchenbrustfilet in mundgerechte Stücke schneiden. Joghurt, etwas Salz, Pfeffer und Curry nach Geschmack verrühren. Sellerie und Hähnchenbrustfilet hinzufügen. Mit den Mandarinenschnitzen auf dem Knäckebrot anrichten. (Zubereitungszeit: 20 Min.)

Zwischenmahlzeit: Kiwi mit Joghurt (ca. 180 kcal)

1 Tl Honig
½ Becher fettarmer Joghurt
1 Kiwi

Den Honig mit Joghurt gut verrühren und mit der geschälten, in feine Scheiben geschnittenen Kiwi vermischen. (Zubereitungszeit: 5 Min.)

Abendbrot: Frischkäse ungarisch (ca. 100 kcal)

300 g Frischkäse
1 rote Paprikaschote
1 Zwiebel (ca. 50 g)
Jodsalz, weißer Pfeffer
Paprika edelsüß
Kümmel
1 Salatblatt
4 Scheiben Pumpernickel

Die Paprikaschote vierteln, entkernen, waschen. Zwiebel schälen, fein hacken, unter den Frischkäse heben und mit Salz, Pfeffer, Paprika, Kümmel würzen. Auf einem Salatblatt anrichten, mit Paprikapulver bestäuben. (Zubereitungszeit: 15 Min.)

Ein paar trockene Bemerkungen zur flüssigen Ernährung

●●●●●●●●●●●●●●●●●●●●●

»Damit der Durst nicht dick macht!« – so werben Getränkehersteller für ihre kalorienfrei gesüßte Limonade.

Tatsächlich sind viele Brause-, Cola- und Fruchtsaftgetränke schuld an überflüssigen Pfunden, weil sie mit Zucker versetzt sind.

Deshalb bieten viele Produzenten auch süßstoffhaltige Getränke an, die fast keine Kalorien enthalten. Aber gerade diese mit Süßmitteln versetzten Limonaden haben eine unangenehme Nebenwirkung: Wer sie trinkt, bekommt starken Hunger. Eine Erscheinung, die bei einer Diät nicht gerade erwünscht ist.

Doch wer abnehmen will, muß viel trinken, weil Flüssigkeit dem Körper hilft, die Schlacken abzutransportieren und auszuscheiden.

Das empfehlenswerteste Diätgetränk ist daher Wasser. Es ist preiswert, und Sie können davon soviel trinken, wie Sie mögen. Sie können es mit Zitronensaft würzen oder Tee damit aufbrühen, von dem Sie ebenfalls große Mengen trinken dürfen. Dasselbe gilt für Kaffee, es sei denn, Sie veredeln ihn mit Zucker oder Milch. Allerdings kann Kaffee den diätgeforderten Magen belasten.

Auch *naturreine Säfte* aus Obst und Gemüse sind gute Durstlöscher. Sie haben einen guten Sättigungseffekt, und ihr Kaloriengehalt ist meist niedrig. In großen Mengen genossen, können sie freilich die Schlankheitskur negativ beeinflussen.

Das gilt auch für *Mager- oder Buttermilch*.

Am gefährlichsten ist aber der *Alkohol*! Im Übermaß genossen, ist er nicht nur gesundheitsschädlich – alle alkoholischen Getränke sind gewaltige Kalorienbomben! Und nicht nur das! Wer viel Wein, Bier und Schnaps trinkt, treibt seinen Organismus zu Höchstleistungen. Die Verarbeitung des Alkohols verbraucht neben Vitaminen und Mineralstoffen eine Menge Energie, der Magen verspürt keine Sättigung und meldet ein starkes Hungergefühl. Es entsteht ein extremer Appetit auf deftige, salzhaltige Speisen. Und wer die ißt, bekommt bald mächtigen Durst auf Bier oder Wein – ein Teufelskreis!

Aber gegen die Gier nach Alkohol können Sie sich wehren: Zum Beispiel mit Akupressur. Sie brauchen dazu nur etwas guten Willen und Ihre Finger:

Wenn Sie wieder einmal das Verlangen überkommt, dann setzen Sie sich auf einen Stuhl und drücken mit den Mittelfingern gleichzeitig auf die Punkte genau in der Mitte unter Ihrer Kniescheibe, zehnmal hintereinander.

Weitere Punkte zur Alkoholentwöhnung finden Sie in der Ellenbogenfalte. Winkeln Sie zunächst Ihren linken Arm an, und umfassen Sie mit der rechten Hand Ihren linken Ellenbogen derart, daß der Daumen genau in der Falte liegt. Nun drücken Sie fest mit dem Daumen auf diese Stelle und bewegen den Finger dabei kreisförmig eine Minute lang. Danach machen Sie das gleiche mit dem linken Daumen am rechten Ellenbogen. Diese Übung sollten Sie je nach Lust auf Alkohol bis zu dreimal am Tag versuchen. Sie werden bald feststellen, daß Ihr Verlangen schnell verschwindet.

Die Aldi-Wochenenddiät

• •

Die folgende Diät ist nur für das Wochenende gedacht. Das
klingt gut: Sie müssen am Arbeitsplatz nicht die Zähne
zusammenbeißen und Ihre Willenskraft gerade dann strapa-
zieren, wenn Sie beruflich sehr engagiert sind. Außerdem
verhindert die Wochenenddiät von vornherein die weitver-
breitete Sitte, aus dem Wochenende zwei faule »Freßtage« zu
machen.
Aber Vorsicht: Die Diät »nur am Wochenende« erlaubt Ihnen
natürlich nicht, die übrigen fünf Tage unkontrolliert viel zu
essen. In *der* Zeit sollten Sie Ihr erreichtes Gewicht unbedingt
halten. Wenn Sie also die Wochenenddiät einen Monat lang
durchhalten, werden Sie sicherlich eineinhalb bis zwei Kilo
los.

Das erste Wochenende

Das ist Ihre Einkaufsliste für das erste Wochenende:

Brot und Mehlprodukte

1 Pckg. Vollkornbrot
1 Pckg. Knäckebrot (Goldähren)
1 Pckg. Zwieback (Goldähren)
1 Pckg. Mehl (Goldähren, 1000 g)
1 Pckg. Reis (parboiled, 500 g)

Milch, Milchprodukte, Eier

1 Pckg. Butter (250 g)
1 Becher Joghurt fettarm (250 g)
1 Becher probiotischer Joghurt (BI'AC, 150 g)
1 Pckg. Schmelzkäsescheiben (Hochland, 200 g)
1 Pckg. Eier (Gewichtsklasse M)
1 Pckg. Kondensmilch

Fleisch, Wurst und Fisch

1 Pckg. Hähnchenbrustfilet (Gut Weissenhaus, tiefgekühlt, 600 g)
1 Pckg. Räucherlachs (200 g)
1 Pckg. Seelachsfilets (Almare, tiefgekühlt, 800 g)

Öle und Fette

1 Pckg. Halbfettmargarine (Looping, 250 g)
1 Fl. Sonnenblumenöl (Butella oder Bellasan, 1000 ml)
1 Fl. Olivenöl (Lorena, 750 ml)

Gewürze

1 Pckg. Basilikum (getrocknet)
Currypulver
1 Pckg. Jodsalz
1 Pckg. Petersilie (Champs d'or, gefriergetrocknet)
1 Pckg. Pfeffer, weiß und schwarz
1 Pckg. Schnittlauch (Champs d'or, gefriergetrocknet)
1 Pckg. Zitronensaft (Citrovin, 100 ml)

Gemüse und Obst

6 Äpfel
5 Bananen
1 Pckg. Champignons (500 g)
1 Eisbergsalat
2,5 kg Kartoffeln
500 g Tomaten
1 kg Zwiebeln

Fertigprodukte

1 Glas flüssiger Honig (Goldland oder Imker)
1 Glas Diätkonfitüre (Grandessa oder Tamara)
1 Dose Mandarinen (Lorado 314 ml)
1 Dose Ananas (Golden Pagoda, 580 ml)
1 Pckg. Süßstoff (Süssli)

Getränke

Kaffee (Markus)
Tee
Mineralwasser
1 Fl. Karottensaft mit Honig (deleg, 330 ml)

SAMSTAG

Frühstück: Marmeladenbrot mit Apfeljoghurt
(ca. 270 kcal)

$1/_8$ l Karottensaft
1 Apfel (etwa 150 g)
125 g fettarmer Joghurt
1 Tl Honig
1 Scheibe Vollkornbrot
1 Tl Halbfettmargarine
1 Tl Diätkonfitüre

Den fettarmen Jogurt mit einigen Tropfen Zitrone verrühren, Apfel reiben, darunter mischen und mit Honig süßen. Das Vollkornbrot mit Margarine und Konfitüre verzehren. Dazu: Kaffee oder Tee, evtl. mit Kondensmilch (1 Tl pro Person) oder Süßstoff. (Zubereitungszeit: 10 Min.)

1. Zwischenmahlzeit Banane (ca. 125 g) (ca. 120 kcal)

Mittagessen: Kräuterfisch mit Kartoffelsalat
(ca. 420 kcal)

150 g Seelachsfilet
1 El Butter
je 1 El Petersilie und Schnittlauch
1 Tomate (ca. 80 g)
Zitronensaft
Jodsalz, weißer Pfeffer
1 große Pellkartoffel
40 g fettarmer Joghurt
$1/_2$ Zwiebel
Salatherzblätter

Das aufgetaute Fischfilet mit etwas Zitronensaft säuern und salzen, in 1 Tl Butter von beiden Seiten ca. 7 Minuten braten und warm stellen. Noch 1 Tl Butter in der Pfanne schmelzen lassen, die gehäutete, gewürfelte Tomate und die Kräuter zugeben und gut durchdünsten. Mit etwas Zitronensaft ablöschen, mit Pfeffer und Salz würzen. Die Kräuter über den Fisch geben. Die Pellkartoffel in Scheiben schneiden, mit einer Marinade aus $\frac{1}{4}$ Becher Joghurt, gehackter Zwiebel, Salz und Pfeffer übergießen und anschließend mit Salatherzblättern anrichten. (Zubereitungszeit: 25 Min.)

2. Zwischenmahlzeit: Marmeladenzwieback (ca. 80 kcal)

1 Scheibe Zwieback
1 Tl Diätkonfitüre

Zwieback mit Konfitüre bestreichen. (Zubereitungszeit: 2 Min.)

Abendessen: Käseomelett mit Kräutern und Tomaten
(ca. 450 kcal)

2 Eier
1 El Mehl
Mineralwasser
2 Tl Butter
2 Scheiben Schmelzkäse
Petersilie
Schnittlauch
Jodsalz, weißer Pfeffer
2 Tomaten (je 80 g)

Aus Eiern, Mehl, Mineralwasser und Salz einen glatten Teig bereiten und einige Zeit ruhen lassen. In einer beschichteten Pfanne daraus zwei Omelettes backen. Nach dem Wenden die gebackene Seite mit einer Scheibe Schmelzkäse belegen. Die Pfanne zudecken, damit der Käse schmilzt. Die Kräuter mit Salz und Pfeffer vermengen und auf den Käse streuen. Die fertigen Omelettes sofort mit Tomatenvierteln anrichten. (Zubereitungszeit: 30 Min.)

Wenn Sie mögen, dürfen Sie dazu ein Glas Bier oder trockenen Weißwein trinken (plus 150 kcal).

SONNTAG

Frühstück: Brot, Joghurt und Ei (ca. 360 kcal)

1 Becher probiotischer Joghurt
100 g abgetropfte Mandarinenschnitze aus der Dose
1 Scheibe Vollkornbrot
1 Tl Halbfettmargarine
1 Tl Diätkonfitüre
1 Ei

Das Ei weich kochen. Die Mandarinenschnitze mit dem Joghurt vermischen. Die Brotscheibe mit Margarine und Konfitüre bestreichen. Dazu: Kaffee oder Tee, evtl. mit Kondensmilch (1 Tl pro Person) oder Süßstoff. (Zubereitungszeit: 10 Min.)

1. Zwischenmahlzeit: Honigbrot (ca. 150 kcal)

1 Scheibe Vollkornbrot
$1/2$ Tl Halbfettmargarine
1 Tl Honig

Die Brotscheibe mit Margarine und Honig bestreichen. (Zubereitungszeit: 2 Min.)

Mittagessen: Geflügelsalat mit Ananas (ca. 450 kcal)

200 g Hähnchenbruststücke
100 g Champignons
1 El Ananas
2 El Reis
1 El Olivenöl
Zitronensaft
weißer Pfeffer, Currypulver, Basilikum, Süßstoff

Die Hähnchenstücke in einer beschichteten Pfanne ohne Fett braten und anschließend in Würfel schneiden. Champignons blättrig schneiden. Die Ananaswürfel zu dem in Salzwasser körnig gekochten Reis geben. Aus Öl, Zitronensaft, Pfeffer, Currypulver, Basilikum und flüssigem Süßstoff eine Marinade bereiten, und das Ganze darin ziehen lassen. (Zubereitungszeit: 20 Min.)

2. Zwischenmahlzeit: Tomatenknäcke (ca. 120 kcal)

2 Scheiben Knäckebrot
1 Tl Halbfettmargarine
1 Tomate (etwa 80 g)
Jodsalz, weißer Pfeffer
Die beiden Knäckebrote mit Halbfettmargarine bestreichen. Danach die Tomate in dünne Scheiben schneiden, die Stielansätze herausschneiden, und das Ganze mit Pfeffer und Salz bestreuen. (Zubereitungszeit: 5 Min.)

Abendessen: Seemannsschnitte (ca. 450 kcal)

1 Scheibe Vollkornbrot
1 Tl Butter
1 Eisbergsalat

50 g Räucherlachs
1 mittelgroße Tomate (ca. 80 g)
1 Ei
$\frac{1}{2}$ Zitrone
1 Zwiebel
1 Tl Sonnenblumenöl
Jodsalz, weißer Pfeffer
Petersilie
Schnittlauch
Basilikum

Das Brot mit Butter bestreichen und mit etwas Salat garnieren. Die Lachsscheiben auf das Brot legen. Die Tomate in Scheiben schneiden (Stielabschnitt entfernen!) und auf dem Lachs ausbreiten. Danach ein Rührei in der beschichteten Pfanne bereiten und auf die Tomaten häufen. Mit Basilikum bestreuen. Den Rest des Eisbergsalats mit einer Marinade aus Zitrone, Öl, Pfeffer, getrockneter Petersilie, Schnittlauch und der kleingehackten Zwiebel anrichten. (Zubereitungszeit: 20 Min.)

Das zweite Wochenende

Das ist Ihre Einkaufsliste für das zweite Wochenende:

(Sie geht davon aus, daß Sie – abgesehen von Mehl, Öl und den Gewürzen – in der Zwischenzeit alle Lebensmittel des ersten Wochenendes verbraucht haben.)

Brot und Mehlprodukte

1 Pckg. Vollkornbrot
1 Pckg. Knäckebrot (Goldähren)
1 Pckg. Zwieback (Goldähren)

Milch, Milchprodukte, Eier

1 l fettarme H-Milch (1,5 %)
1 Pckg. H-Sahne (200 g)
1 Pckg. Butter (250 g)
1 Pckg. Magerquark (250 g)
1 Pckg. Quark (40 %, 250 g)
1 Becher probiotischer Joghurt (BI'AC, 150 g)
1 Pckg. Camembert (45 % F.i.Tr., Bergpracht)
1 Pckg. Schmelzkäsescheiben (Hochland, 200 g)
1 Pckg. Goudascheiben (250 g)
1 Beutel geriebener Emmentaler (Oberalp, 200 g)
1 Harzer Käse (Hüttenberger, 200 g)
1 Pckg. Eier (Gewichtsklasse M)
1 Pckg. Kondensmilch

Fleisch, Wurst und Fisch

1 Pckg. gemischtes Hackfleisch (tiefgekühlt, 500 g)

Öle und Fette

1 Pckg. Halbfettmargarine (Looping, 250 g)

Gewürze

1 Pckg. 8-Kräutermischung (Champs d'or, gefriergetrocknet)
1 Pckg. Oregano (getrocknet)
1 Pckg. Thymian (getrocknet)

Gemüse und Obst

1 Beutel Grapefruits
6 Äpfel
1 Blumenkohl
1 Pckg. Champignons (400 g)
1 Eisbergsalat
1 Pckg. Feldsalat (200 g)
1 Salatgurke
2,5 kg Kartoffeln
500 g Tomaten
1 Beutel Zitronen
1 kg Zwiebeln

Fertigprodukte

1 Glas flüssiger Honig (Goldland oder Imker)
1 Glas Diätkonfitüre (Grandessa oder Tamara)
1 Dose Mandarinen (Lorado, 314 ml)
1 Dose Ananas (Golden Pagoda, 580 ml)
1 Pckg. Instantbrühe (Pulver oder Würfel, Pottkieker)
1 Dose Maiskörner (King's Crown, 425 ml)
1 Pckg. Müsliriegel Haselnuß (Gletscherkrone, 8 Stück)
1 Glas Tafelsenf mittelscharf (Heiden)

1 Pckg. Tomatenmark (Lorado, 200 g)
1 Dose Thunfisch in Wasser

Getränke

Kaffee (Markus)
Tee
1 Fl. Orangensaft (Fruchtoase mit Fruchtfleisch, 750 ml)
1 Fl. Karottensaft mit Honig (deleg, 330 ml)
1 Fl. Rotwein (zum Kochen)
Mineralwasser

SAMSTAG

Frühstück: Grapefruit und Gouda-Knäcke (ca. 330 kcal)

1 Grapefruit (ca. 150 g)
2 Scheiben Knäckebrot
1 Tl Halbfettmargarine
2 Scheiben Goudakäse
2 mittelgroße Tomaten (je 80 g)
$\frac{1}{2}$ Tasse Milch

Die Knäckebrot mit Halbfettmargarine bestreichen und Goudascheiben drauflegen. Die Tomaten in Scheiben schneiden (Stielansatz entfernen!). Dazu erst die Milch, dann Kaffee oder Tee, evtl. mit 1 Tl Kondensmilch oder Süßstoff, trinken (Zubereitungszeit: 5 Min.)

1. Zwischenmahlzeit: 1 Müsliriegel Haselnuß
(ca. 100 kcal)

Mittagessen: Blumenkohl à la Bolognese (ca. 430 kcal)

2 Pellkartoffeln
150 g Blumenkohl
1 Zwiebel
1 Tl Sonnenblumenöl
150 g Hackfleisch
3 El Tomatenmark
Instantbrühe für 60 ml
3 El Rotwein
Jodsalz, weißer Pfeffer
Oregano
Thymian
1 El geriebener Emmentaler Käse

Die Pellkartoffeln aufsetzen und den gewaschenen Blumenkohl in leicht gesalzenem Wasser garen. In der Zwischenzeit
die Zwiebel schälen, würfeln und in Öl andünsten. Das aufgetaute Hackfleisch zugeben und anbräunen. Tomatenmark anrühren, mit Brühe und Rotwein ablöschen. Je eine gute Prise
Oregano und Thymian unterrühren und die Sauce 10 Minuten
köcheln lassen. Abschmecken und über den abgetropften
Blumenkohl gießen. Zuletzt den geriebenen Emmentale überstreuen. (Zubereitungszeit: 35 Min.)

2. Zwischenmahlzeit: Handkäs mit Musik (ca. 180 kcal)

70 g Harzer Käse
1 Scheibe Knäckebrot
½ Zwiebel (ca. 30 g)
1 Tl Essig
1 Tl Sonnenblumenöl

Den Harzer Käse in kleine Scheiben schneiden und auf eine
Scheibe Knäckebrot legen. Die Zwiebelhälfte fein würfeln,

darüber streuen. Essig und Sonnenblumenöl darauf träufeln. (Zubereitungszeit: 10 Min.)

Abendbrot: Apfelpfannkuchen (ca. 420 kcal)

3 El Mehl
1 Ei
5 El Milch
2 El Quark (40 %)
Süßstoff
abgeriebene Zitronenschale
1 Apfel
1 Tl Sonnenblumenöl

Mehl, Ei, Milch, Quark, Salz, Süßstoff und die Zitronenschale in einer Schüssel verrühren. Den Apfel schälen, vierteln, und das Kerngehäuse entfernen. Apfelviertel in Scheiben schneiden. Das Öl in einer beschichteten Pfanne erhitzen, und die Apfelscheiben darin andünsten. Dann die Teigmasse zugeben und von beiden Seiten braun braten. (Zubereitungszeit: 20 Min.)

SONNTAG

Frühstück: Camembert-Knäcke (ca. 370 kcal)

$\frac{1}{8}$ l Orangensaft
2 Scheiben Knäckebrot
1 Tl Halbfettmargarine
30 g Camembert
1 Becher probiotischer Joghurt

Die Knäckebrotscheiben mit Margarine und Camembert bestreichen. Dazu: Orangensaft und Kaffee oder Tee, evtl. mit Kondensmilch (1 Tl pro Person) oder Süßstoff. (Zubereitungszeit: 3 Min.)

1. Zwischenmahlzeit: Senfeier-Salat (ca. 120 kcal)

2 Eier
1 $1/2$ El Magerquark
Senf
Jodsalz
Zitronensaft
Eisbergsalat-Blätter
Schnittlauch
1 Scheibe Vollkornbrot

Die Eier hart kochen und hacken. Magerquark mit Wasser verrühren, mit Senf, Salz und etwas Zitronensaft abschmekken und unter die Eier geben. Mit Schnittlauch bestreuen und auf Salatblättern anrichten. Dazu eine Scheibe Vollkornbrot essen. (Zubereitungszeit: 15 Min.)

Mittagessen: Kartoffelgratin mit Salatteller (ca. 340 kcal)

125 g Kartoffeln
3 El H-Sahne
25 g geriebener Emmentaler
Petersilie
Jodsalz, weißer Pfeffer
$1/2$ Tl Butter
50 g Eisbergsalat, 50 g Feldsalat
$1/2$ Zwiebel (ca. 30 g)
1 Tl Olivenöl
1 Tl Zitronensaft

Die Kartoffeln schälen und möglichst auf einem Gurkenhobel in dünne Scheiben schneiden. Mit Pfeffer, Petersilie und Jodsalz bestreuen. In eine kleine, mit der Butter ausgefettete Form (zusätzlich mit Knoblauch eingerieben) abwechselnd die Kartoffelscheiben und den geriebenen Emmentaler schichten. Obenauf sollten Käseraspel liegen. Mit Sahne auffüllen, und das Gratin bei 225 °C im Backofen 30 Minuten lang garen. Derweil die Eisbergsalatblätter in mundgerechte Stücke zerpflücken und mit Feldsalat auf einem Teller anrichten. Olivenöl mit Zitronensaft, einer Prise Salz, Pfeffer und gehackter Zwiebel verrühren und über den Salat geben. (Zubereitungszeit: 45 Min.)

2. Zwischenmahlzeit: Honigzwieback (ca. 110 kcal)

2 Scheiben Zwieback
1 Tl Honig

Den Zwieback mit Honig bestreichen. (Zubereitungszeit: 2 Min.)

Abendessen: Frischer Thunfischsalat (ca. 350 kcal)

1 Dose Thunfisch in Wasser
2 Tomaten (je ca. 80 g)
$1/_2$ Salatgurke
2 El Maiskörner
$1/_2$ Tl Zitronensaft
Jodsalz, weißer Pfeffer
8-Kräutermischung

Den Thunfischsaft aus der Dose in ein Schälchen abtropfen lassen. Danach die Fleischstücke mit 2 Gabeln mundgerecht zupfen und sie mit Tomatenscheiben und Gurkenwürfeln so-

wie den Maiskörnern mischen. Anschließend den Thunfischsaft mit Zitronensaft, Gewürzen und Kräutern verrühren und
abschmecken, über den Senf geben und gut ziehen lassen.
(Zubereitungszeit: 15 Min.)
Wenn Sie wollen, können Sie dazu ein kleines Glas Bier trinken (plus 150 Kalorien).

Das dritte Wochenende

Das ist Ihre Einkaufsliste für das dritte Wochenende:

(Sie geht davon aus, daß Sie – abgesehen vom Mehl, Öl, Essig und Gewürzen – in der Zwischenzeit alle Lebensmittel des zweiten Wochenendes verbraucht haben.)

Brot und Mehlprodukte

1 Pckg. Vollkornbrot
1 Pckg. Knäckebrot (Goldähren)
1 Pckg. Zwieback (Goldähren)
1 Pckg. Reis (parboiled, 500 g)

Milch, Milchprodukte, Eier

1 l fettarme H-Milch (1,5 %)
1 Pckg. Butter (250 g)
1 Pckg. Magerquark (250 g)
1 Becher probiotischer Joghurt (BI'AC, 150 g)
1 Becher Diät-Genießer-Joghurt (Top-fit, 250 g)
1 Pckg. Schmand (24 %, 200 g)
1 Pckg. Schmelzkäsescheiben (Hochland, 200 g)
1 Pckg. Edamer in Scheiben (Hochland, 200 g)
1 Pckg. Eier (Gewichtsklasse M)
1 Pckg. Kondensmilch

Fleisch, Wurst und Fisch

1 Pckg. geräucherte Putenbrust (ca. 200 g)
1 Pckg. Hähnchenbrustfilets (Gut Weissenhaus, tiefgekühlt, 600 g)
1 Pckg. Krabbenfleisch (100 g)

Öle und Fette

1 Pckg. Halbfettmargarine (Looping, 250 g)

Gewürze

1 Fl. Essig (Delicato oder Burgmarke)
Knoblauch
1 Pckg. Kümmel

Gemüse und Obst

6 Äpfel
1 Pckg. Champignons (500 g)
2,5 kg Kartoffeln
1 Bund Radieschen
500 g Tomaten
1 kg Zwiebeln

Fertigprodukte

1 Glas flüssiger Honig (Goldland oder Imker)
1 Glas Diätkonfitüre (Grandessa oder Tamara)
1 Dose Himbeeren (King's Crown oder Royal Norfolk, 410 ml)
1 Dose Sauerkraut (Klostergarten, 810 ml)
1 Dose Stangenspargel (iska, 370 ml)
1 Pckg. Zucker (Diadem, 1000 g)

Getränke

Kaffee (Markus)
Tee
1 Fl. Weißwein (zum Kochen)

SAMSTAG

Frühstück: Edamerschnitte mit Mandarinenjoghurt
(ca. 330 kcal)

1 Becher probiotischer Joghurt
100 g Mandarinenschnitze
1 Scheibe Vollkornbrot
1 Tl Diätkonfitüre
1 Tl Halbfettmargarine
20 g Edamer Käse

Den Joghurt mit den Mandarinenschnitzen vermischen. Die Brotscheibe mit Margarine bestreichen. Edamer drauflegen, danach mit Konfitüre bestreichen. Dazu: Kaffee oder Tee, evtl. mit Kondensmilch (1 Tl pro Person) oder Süßstoff. (Zubereitungszeit: 5 Min.)

1. Zwischenmahlzeit: Sauerkrautsalat (ca. 120 kcal)

150 g Sauerkraut (Dose)
1 Tl Olivenöl
$\frac{1}{2}$ Apfel (ca. 50 g)
$\frac{1}{2}$ Zwiebel
Jodsalz, weißer Pfeffer

Das Sauerkraut mit einer Gabel etwas zerpflücken. Olivenöl darüber träufeln, ziehen lassen. $\frac{1}{2}$ Apfel und $\frac{1}{2}$ Zwiebel schälen und unter das Sauerkraut mischen. Mit Salz und Pfeffer abschmecken. (Zubereitungszeit: 10 Min.)

Mittagessen: Putenbrust mit Radieschen (ca. 450 kcal)

200 g geräucherte Putenbrust
10 Radieschen
2 El Schmand
1 Tl Essig
Senf
1 Scheibe Vollkornbrot

Die Radieschen in dünne Scheiben schneiden. Essig mit Schmand verrühren, mit Pfeffer und Salz abschmecken, über die Radieschenscheiben geben. Die nicht zu dünnen Putenbrustscheiben mit etwas Senf bestreichen und auf das Vollkornbrot legen. (Zubereitungszeit: 10 Min.)

2. Zwischenmahlzeit: Diät-Genießer-Joghurt
(ca. 170 kcal)

Abendessen: Backkartoffeln mit Kräuterquark
(ca. 320 kcal)

100 g Kartoffeln
150 g Magerquark
Kümmel
1 Tl Sonnenblumenöl
50 g H-Milch
1 Tl Schnittlauch

Die Kartoffeln mit der Bürste unter fließendem Wasser reinigen. In der Länge halbieren. Die Schnittflächen in Kümmel tauchen, auf ein Backblech setzen und im Ofen so lange bakken, bis die Kartoffeln weich sind. In der Zwischenzeit den Quark mit Öl und Milch verrühren und Schnittlauch darüber streuen. (Zubereitungszeit: 30 Min.)

SONNTAG

Frühstück: Himbeer-Zwieback (ca. 320 kcal)

0,1 l H-Milch (1,5 %)
50 g Magerquark
150 g Himbeeren
1 Tl Zucker
3 Stücke Zwieback

Milch, Quark, Zucker und die abgetropften Himbeeren mit
dem Schneebesen oder im Mixer pürieren und mit dem Zwieback essen. Dazu: Kaffee oder Tee, evtl. mit Kondensmilch
(1 Tl pro Person) oder Süßstoff. (Zubereitungszeit: 7 Min.)

1. Zwischenmahlzeit: Honigbrot (ca. 150 kcal)

1 Scheibe Vollkornbrot
1 Tl Halbfettmargarine
1 Tl Honig

Das Vollkornbrot mit Margarine und Honig bestreichen. (Zubereitungszeit: 2 Min.)

Mittagessen: Hähnchenbrust provenzalisch (ca. 430 kcal)

150 g Hähnchenbrustfilets
1 Tl Sonnenblumenöl
weißer Pfeffer
1 Tomate
1 Zwiebel
100 g Champignons
1 Knoblauchzehe
1 Tl Mehl

$\frac{1}{8}$ l Weißwein
1 El Wasser
$\frac{1}{2}$ Tl Instantbrühe
1 Tl Petersilie
2 El Reis

Das Öl in Pfanne oder Topf erhitzen, und die aufgetauten Hähnchenbrustfilets darin auf jeder Seite 1 Minute anbraten. In 15 Minuten bei nicht zu starker Hitze goldbraun braten. Mit Salz und Pfeffer würzen. Während des Bratens die Tomate überbrühen, abziehen und würfeln. Im Bratfett die kleingehackte Zwiebel und den zerdrückten Knoblauch rösten. Die blättrig geschnittenen Champignons beigeben und weiterrösten. Mit Mehl bestäuben. Tomatenwürfel, Weißwein, Instantbrühe, Salz beigeben und aufkochen. Die Sauce über die Hähnchenfilets verteilen. Mit Petersilie garnieren und dazu den körnig gekochten Reis reichen. (Zubereitungszeit: 30 Min.)

2. Zwischenmahlzeit: Käseknäcke (ca. 120 kcal)

1 Scheibe Knäckebrot
1 Tl Halbfettmargarine
1 Scheibe Schmelzkäse

Das Knäckebrot mit der Margarine bestreichen. Die Schmelzkäsescheibe drauflegen. (Zubereitungszeit: 2 Min.)

Abendessen: Spargelomelett mit Krabben (ca. 350 kcal)

50 g Krabben
150 g Spargel
1 El Butter
Jodsalz, weißer Pfeffer
1 El Mehl

1 El H-Milch (1,5 %)
1 Ei

Die Butter in einen Topf geben, Spargelstangen und Krabben bei geringer Hitze 5 Minuten darin erhitzen. Mit Salz und Pfeffer abschmecken und warm stellen. Das Mehl mit der Milch verrühren, das Ei zugeben und mit dem Schneebesen schaumig schlagen. Mit Salz und Pfeffer abschmecken. In einer beschichteten Pfanne mit wenig Fett ein Omelett ausbacken. Spargel und Krabben auf eine Hälfte verteilen, die andere Hälfte darüber klappen. Dazu ist ein kleines Glas Bier (plus 150 Kalorien) erlaubt. (Zubereitungszeit: 25 Min.)

Das vierte Wochenende

Das ist Ihre Einkaufsliste für das vierte Wochenende:

(Sie geht davon aus, daß Sie – abgesehen vom Mehl, Öl, Essig und Gewürzen – in der Zwischenzeit alle Lebensmittel des dritten Wochenendes verbraucht haben.)

Brot und Mehlprodukte

1 Pckg. Vollkornbrot
1 Pckg. Knäckebrot (Goldähren)
1 Pckg. Toastbrost (Goldähren)
1 Pckg. Zwieback (Goldähren)
1 Pckg. Haferflocken (Goldähren, 500 g)

Milch, Milchprodukte, Eier

1 l fettarme H-Milch (1,5 %)
1 Pckg. Butter (250 g)
1 Pckg. Magerquark (250 g)
1 Becher probiotischer Joghurt (BI'AC, 150 g)
1 Pckg. Schmand (200 g)
1 Pckg. Edamer in Scheiben (Hochland, 200 g)
1 Pckg. Eier (Gewichtsklasse M)
1 Pckg. Kondensmilch

Fleisch, Wurst und Fisch

1 Pckg. Hähnchenbrustfilets (Gut Weissenhaus,
tiefgekühlt, 600 g)
1 Pckg. Rindersteak (tiefgekühlt, 400 g)
1 Pckg. Rotbarschspitzen (tiefgekühlt, 600 g)

Öle und Fette

1 Pckg. Halbfettmargarine (Looping, 250 g)

Gewürze

1 Pckg. Paprikapulver edelsüß

Gemüse und Obst

6 Äpfel
1 Pckg. Champignons (500 g)
500 g Tomaten
1 kg Zwiebeln

Fertigprodukte

1 Glas flüssiger Honig (Goldland oder Imker)
1 Glas Diätkonfitüre (Grandessa oder Tamara)
1 Glas Gewürzgurken (Gartenkrone)
1 Dose Himbeeren (King's Crown oder Royal Norfolk, 410 ml)
1 Dose Mandarinen (Lorado, 314 ml)
1 Pckg. Müsliriegel Sonnenblumenkerne (Gletscherkrone)
1 Pckg. Zitronensaft (Citrovin, 100 ml)

Getränke

Kaffee (Markus)
Tee
1 Fl. Karottensaft mit Honig (deleg, 330 ml)

SAMSTAG

Frühstück: Porridge mit Kräuterknäcke und Karottensaft (ca. 370 kcal)

40 g Haferflocken
1 Tl Honig
100 g H-Milch (1,5 %)
50 g Magerquark
1 Tl Olivenöl
2 El H-Milch (1,5 %)
je $1/2$ Tl Petersilie und Schnittlauch
2 Scheiben Knäckebrot
$1/8$ l Karottensaft

Die Haferflocken in $1/8$ l Wasser so lange kochen, bis ein dicker Brei entsteht. Mit Honig süßen und unmittelbar vor dem Essen mit Milch übergießen. Daher schon vorher den Quark mit Öl und Milch glattrühren, die Kräuter darunter mischen, und damit die Knäckebrotscheiben bestreichen. Anstatt Kaffee oder Tee den Karottensaft trinken. (Zubereitungszeit: 20 Min.)

1. Zwischenmahlzeit: Apfel (ca. 100 g) (ca. 50 kcal)

Mittagessen: Rotbarschspitzen in Folie (ca. 320 kcal)

200 g Rotbarschspitzen
2 El Zitronensaft
Jodsalz, weißer Pfeffer
1 Tl Paprikapulver
1 Zwiebel
4 Tomaten
Knoblauch

Die Rotbarschspitzen mit Zitronensaft beträufeln, mit Salz, Pfeffer und Paprikapulver einreiben. Die Fischstücke mit Knoblauch würzen und auf eine gefettete Alufolie legen. Die Tomaten und Zwiebeln in Scheiben schneiden und über den Fisch verteilen. Die Folie gut verschließen und im vorgeheizten Backofen (250 °C) oder Grill etwa 25 Minuten garen. (Zubereitungszeit: 40 Min.)

2. Zwischenmahlzeit: Marmeladenzwieback (ca. 80 kcal)

1 Scheibe Zwieback
1 Tl Diätkonfitüre

Den Zwieback mit Konfitüre bestreichen. Dazu Kaffee oder Tee, evtl. mit 1 Tl Kondensmilch oder Süßstoff. (Zubereitungszeit: 2 Min.)

Abendessen: Rührei mit Champignons (ca. 400 kcal)

2 Eier
1 El Butter
200 g Champignons
1 El Schnittlauch
1 Scheibe Vollkornbrot

Die Champignons gut waschen, blättrig aufschneiden und in der Butter weich dünsten. Die Eier aufschlagen, verquirlen, mit etwas Salz würzen und über die Pilze geben. Unter vorsichtigem Rühren die Eimasse stocken lassen. Anschließend mit Schnittlauch überstreuen. (Zubereitungszeit: 20 Min.)

SONNTAG

Frühstück: Fruchtbecher und Käsebrot (ca. 300 kcal)

125 g probiotischer Joghurt
100 g Mandarinen
1 Tl Diätkonfitüre
1 Scheibe Vollkornbrot
1 Tl Halbfettmargarine
20 g Edamer Käse

Den Joghurt mit der Konfitüre verrühren, und die Mandarinenschnitze untermischen. Nach dem Verzehr das Vollkornbrot mit der Halbfettmargarine bestreichen, und den Käse darauf legen. Dazu: Kaffee oder Tee, evtl. mit Kondensmilch (1 Tl pro Person) oder Süßstoff. (Zubereitungszeit: 7 Min.)

1. Zwischenmahlzeit (ca. 120 kcal)

1 Müsliriegel Sonnenblumenkerne

Mittagessen: Rindersteak mit Meerrettichbutter
(ca. 420 kcal)

150 g Rindersteak
1 Tl Butter
1 Tl Sonnenblumenöl
1 Tl geriebener Meerrettich

Das Steak salzen, pfeffern und im erhitzten Ofen beidseitig braten. Die Butter mit dem Meerrettich verrühren, kühl stellen und vor dem Anrichten auf das Fleisch geben. (Zubereitungszeit: 20 Min.)

2. Zwischenmahlzeit: Himbeerquark (ca. 180 kcal)

125 g Magerquark
50 g H-Milch
100 g Himbeeren

Quark und Milch mit einem Schneebesen glattrühren. Die
Himbeeren gut abtropfen lassen, durch ein Sieb streichen
und unter den Quark rühren. (Zubereitungszeit: 5 Min.)

Abendessen: Geflügelsalat auf Toast (ca. 400 kcal)

200 g Hähnchenbrustfilets
1 Tomate
1 Gewürzgurke
1 Zwiebel
2 El Schmand
Zitronensaft
geriebener Meerrettich
Senf
Jodsalz, weißer Pfeffer
Paprikapulver edelsüß
Süßstoff
2 Scheiben Toastbrot
1 Tl Halbfettmargarine

Die Hähnchenbrüste in einer beschichteten Pfanne ohne Fett
braten und in kleine Stücke schneiden. Tomate und Gewürzgurke in kleine Würfel schneiden, die Zwiebel fein hak-
ken. Aus saurer Sahne, Zitronensaft, geriebenem Meerrettich, Senf und den Gewürzen eine Marinade bereiten, und die
Zutaten darin ziehen lassen. Die beiden Toastbrote rösten
und mit Halbfettmargarine bestreichen. (Zubereitungszeit:
20 Min.)

Zum Schluß: der Lohn für Ihre Mühe

•••••••••••••••••••••

Ganz gleich, welche der drei Aldi-Diäten Sie erfolgreich beendet haben – alle ließen die Pfunde purzeln und waren lecker. Sie sehen besser aus, Sie fühlen sich wohler und können stolz auf sich sein. Denn Sie haben Ihren »inneren Schweinehund« überwunden, haben etwas für Ihre Gesundheit und den Seelenfrieden getan.

Aber Vorsicht: Die verlorenen Kilos können Sie sich schnell wieder anfuttern. Deshalb heißt es ab jetzt: Gewicht kontrollieren und sofort kürzer treten, wenn die Waage ein oder zwei Kilo zuviel anzeigt. Beachten Sie daher beim Einkaufen die Aldi-Light-Produkte.

Und sorgen Sie für ein sportliches Hobby, statt vor dem Fernseher zu sitzen! Oder üben Sie sich zumindest in den sportlichen Wartebewegungen, die wir hier besprochen haben.

Ihr Organismus darf immer nur so viele Kalorien bekommen, wie er verbrennen kann. Sollte es trotzdem mal »dicke kommen«, machen Sie wieder eine der Aldi-Diäten: Sie enthalten vielfältige Nahrungsmittel, schmecken gut, sättigen, und Sie können sie immer wieder durchführen. Fürs erste Mal jedoch meinen herzlichen Glückwunsch!

Literaturverzeichnis

●●●●●●●●●●●●●●●●●●●●●●

Sonja Carlsson/Gerhard Hörner: Die Aldi-Diät, Econ Taschenbuch Verlag, München

Heidrun Fronek: Kochen mit Aldi, Südwest Verlag, München

Ilse Sibylle Dörner: FdH – die einzig wahre Diät, Heyne Verlag, München

Ernest Richter: Schlank und gesund, Prisma Verlag, Salzburg

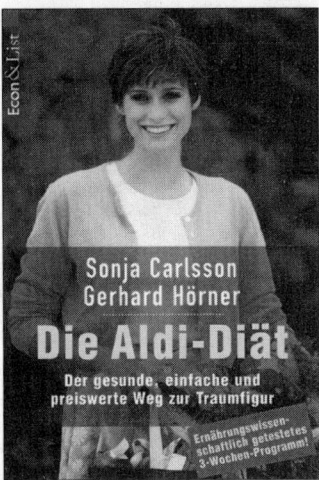

Sonja Carlsson
Gerhard Hörner
Die Aldi-Diät
128 Seiten
TB 20641-9
Originalausgabe

Sie haben genug von Holly-
wood-Diäten, Scampi- und
Kartoffel-Kuren, die teuer,
einseitig oder sehr aufwen-
dig sind? Sie wollen preiswert und ohne großen Auf-
wand einkaufen und kochen,
aber dennoch auf gesundem
Weg abnehmen? Dann ist
die Aldi-Diät genau das
richtige für Sie! Denn alle
Produkte, die für diese Kur
benötigt werden, bekommen
Sie schnell und preiswert in
Ihrem nächsten Aldi-Markt.
Und auch an die Familie ist
gedacht: Mit weiteren Aldi-
Zutaten lassen sich die
Rezepte blitzschnell für
»Normalesser« aufpeppen!

Das ernährungswissen-
schaftlich getestete
3-Wochen-Programm!

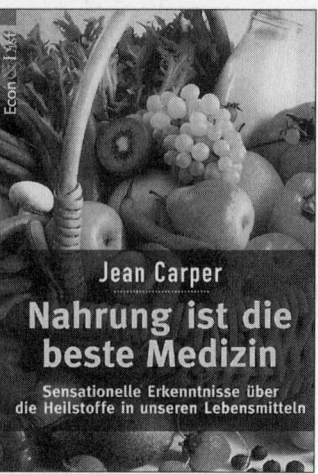

Jean Carper

**Nahrung ist die
beste Medizin**

Sensationelle Erkenntnisse
über die Heilstoffe in
unseren Lebensmitteln

528 Seiten

TB 20504-8

Dieses Buch ist für jeden gesundheitsbewußten Menschen ebenso unentbehrlich wie für jeden aufgeschlossenen Mediziner: Wußten Sie beispielsweise, daß ein bis zwei gedämpfte Karotten pro Tag das Lungenkrebsrisiko mindern? Daß Fisch Herzkrankheiten vorbeugt und Arthritis, Migräne und Nierenbeschwerden lindert? Daß Knoblauch die Immunkräfte der wichtigen »Killerzellen« stärkt, gegen Blutgerinnsel und – wie auch Milch, Chilipfeffer und Zwiebeln – gegen chronische Bronchitis wirksam ist? Daß starker Kaffee Asthma bekämpft und grüner und schwarzer Tee die Entwicklung bestimmter Karzinogene blockieren? Durch die gezielte Nahrungsaufnahme ist es möglich, akute und chronische Krankheiten zu verhüten oder zu lindern – und das ohne die oftmals bei Medikamenten zu beobachtenden Nebenwirkungen.

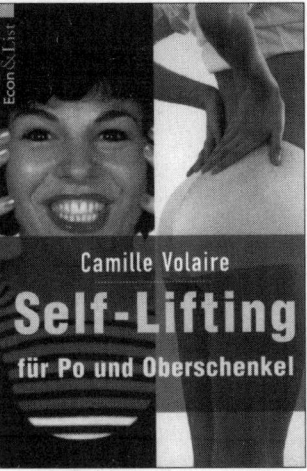

Camille Volaire
Self-Lifting für Po und Oberschenkel
128 Seiten
TB 20565-X
Originalausgabe

Figurbetonte Mode? Nichts für Sie? Vielleicht doch! Camille Volaires bekanntes Self-Lifting-Programm für Gesicht, Dekolleté und Busen, das nun um ein Spezialprogramm für Po und Oberschenkel erweitert wurde, macht es möglich. Nahezu mühelos! Der Erfolg gibt dem natürlichen Trainingssystem der Erfolgsautorin recht. Die Übungen sind leicht auszu-führen und funktionieren augenfällig. Schon nach wenigen Wochen sind positive Veränderungen sichtbar. Die medien-bekannte Camille Volaire zeigt Ihnen, wie Sie es mit nur wenig Aufwand täglich schaffen, besser auszusehen – ganz ohne Skalpell oder Chemie und ohne jeden Kostenaufwand.

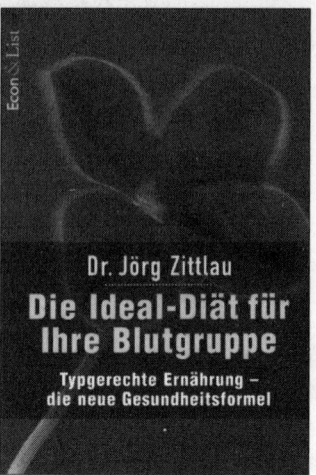

Dr. Jörg Zittlau
**Die Ideal-Diät für
Ihre Blutgruppe**
Typgerechte Ernährung –
die neue Gesundheitsformel
160 Seiten
TB 20629-X
Originalausgabe

Dr. Jörg Zittlau legt in seinem Buch ein revolutionär neues Ernährungsprogramm vor: eine Diät, die perfekt abgestimmt ist auf Ihre Blutgruppe! Es ist wissenschaflich erwiesen, daß der Körper je nach Bluttyp unterschiedlich Nahrung verarbeitet und Krankheitserreger bekämpft. Denn die Blutgruppen entstanden in unterschiedlichen Stadien der Evolution, um den Menschen jeweils optimal an die äußeren Bedingungen anzupassen. Die Konsequenz: Menschen mit Blutgruppe A vertragen beispielsweise Fleisch viel schlechter als Menschen der Blutgruppe 0.
Dr. Jörg Zittlau hat für alle Typen einen detaillierten Ernährungs- und Wellnessplan ausgearbeitet. Die hämoharmonische Diät für Wohlbefinden, Fitneß und höchste Leistungsfähigkeit!